儿科医生说
爸妈这样做 孩子少生病

《健康时报》编辑部◎主编

2

江苏凤凰科学技术出版社

图书在版编目（CIP）数据

儿科医生说．爸妈这样做孩子少生病．2 / 《健康时报》编辑部主编．-- 南京 : 江苏凤凰科学技术出版社，2018.12

（含章．健康中国系列）

ISBN 978-7-5537-9622-2

Ⅰ．①儿… Ⅱ．①健… Ⅲ．①小儿疾病－防治 Ⅳ．①R72

中国版本图书馆 CIP 数据核字（2018）第 202384 号

儿科医生说 爸妈这样做 孩子少生病 2

主　　编	《健康时报》编辑部
责任编辑	樊　明　祝　萍
责任校对	郝慧华
责任监制	曹叶平　方　晨
出版发行	江苏凤凰科学技术出版社
出版社地址	南京市湖南路 1 号 A 楼，邮编：210009
出版社网址	http://www.pspress.cn
印　　刷	天津旭丰源印刷有限公司
开　　本	718 mm × 1000 mm　1/16
印　　张	12
版　　次	2018 年 12 月第 1 版
印　　次	2018 年 12 月第 1 次印刷
标准书号	ISBN 978-7-5537-9622-2
定　　价	36.00 元

序

有健康相伴，才能走得更远！

从祈福到感悟再到守望，从观察到发现再到思考，我们试图用最质朴的探究，用最平实的文字，描绘带着我们体温的书刊。

一次次时光轮回的自省，一个个节点上的自律，一点点尝试求证中的自悟，我们在一年年风雨兼程中犹如雨后春笋般地成长。

盘点与回望，是为了更快、更好地成长，也是为了前行的步履更矫健！

一年一度的“健康中国”年度盘点，旨在为我国医药卫生健康产业助力，并基于媒体立场、社会责任、健康促进等原则，全面梳理医药卫生领域、健康领域和公益领域的大事、要事和精彩事；也是为“健康中国”的专家们加冕，见证和感悟“健康中国”。而专家们的文稿、讲座、访谈，无不是他们成果和心血的见证，都值得我们重温和学习。

因此，我们满怀感动和敬畏，从历年的报纸中精选出优质文章，从庞大的专家库中优中选优，邀请其著书立说。本套丛书由此诞生。

本套丛书有两大特点，一是专家阵容非常强大——有上百位专家，且大多数是像洪昭光、向红丁、胡大一、马冠生等一线健康专家；二是内容覆盖广，实用性强。

从日常饮食到运动健身，从中医保健到心理健康，从婴儿的喂养到老年人的看护……我们始终坚持“以品质聚揽读者，用服务创造价值”的理念，以“锐”的视角保持“柔”的状态，始终探寻与您最合拍的内容。这是一套不可多得的养生丛书，是老百姓居家养生必读的健康读物。

需要提醒的是，本套丛书中有部分文章、访谈等源自历年的《健康时报》，编辑部在收集整理文稿的过程中，进行了一些小小的修改和调整，与《健康时报》上的文章略有差异。丛书中不妥之处，还望各位读者不吝指正，以便在再版时一并改正。

我们以青春的矫健、扎实的成长、守望的责任、领跑的姿态，与所有期盼健康的人携手同行，传递生机蓬勃的能量。与这个美丽的时代一道：领跑健康中国！

《健康时报》编辑部

目录

CONTENTS

第一章 跟医生学育儿，看看医生怎样养孩子 01

10 养孩子，先看看这十条
13 妇科大夫的育儿经
15 医生妈妈给新手父母的建议
18 中医育儿的四原则
20 医生奶爸们这样育儿
23 一个医生老爸的育儿体会
26 儿科医生的育儿经
29 哄孩子，儿科大夫这样做
31 养孩子，医生有话要说

第二章 宝宝这样吃，家长才放心 02

36 喂娃是个技术活儿
38 养儿，关键是养脾胃
40 两类辅食别吃太多
41 吃软不吃硬，易说话不清
42 1岁后就能喝酸奶
43 软硬兼施，喂饭不难
45 营养师给孩子的早餐
47 营养师的孩子这样吃
48 营养师的育儿私房菜
50 吃得太油，易生眼疾
51 防过敏，过度避食也不好
52 给孩子备份防泻餐
53 预防性早熟，有些食物最好别给孩子吃
55 小胖子吃饭有讲究
57 胖孩子减肥有对策
59 生长痛，补营养就行

第三章 预防生病，家长应该这样做 03

62 有些声音默默伤人
64 很多妈妈不懂婴儿护肤
65 1岁以内就应带孩子看次牙
66 从白斑到蛀牙，仅一步之遥
68 保护呼吸道，关键在五步
70 穿得过多，更容易感冒
71 防痱子，去热是关键
73 防腹泻，关键在洗手
75 有种腹泻叫乳糖不耐受
76 通通大便少生病
77 有些孩子会对水果过敏
78 小跟头摔出大伤害
80 不是所有锻炼都能做

第四章 生病早知道，千万别耽误了宝宝 04

84 甲减筛查别忽视
85 常挠耳朵别大意
87 孩子行为怪，查查听力
89 都是耳屎惹的祸
90 从蛛丝马迹诊断儿童神经疾病
92 流鼻涕超10天，去五官科查查
93 眼屎多，不一定是上火
94 不可爱的“颜色病”
96 这些现象不一定是缺钙
98 孩子无故哭闹，或是肠绞痛

第五章 宝宝常见病，医生教你这样防治 05

102 实用的感冒护理妙招
103 适合孕妇、儿童的感冒药
104 妈妈关心的感冒用药
107 “食复”是怎么回事
108 反复感冒，做个免疫评估
109 有些发热不能熬
110 防高热惊厥记三点
112 孩子发热，没那么可怕
113 年轻中医师的退热妙招
115 幼儿急疹有时不会高热
117 关于抗生素，两个极端都不好
119 孩子咳嗽的家庭治疗
120 孩子感冒类型有不少
122 孩子咳嗽，得分段调理

124 止咳也有专病门诊
125 过敏也有百变脸谱
127 过敏孩子的检测指导
128 换奶粉不是简单换个牌子
129 有些过敏源会隐形
130 哮喘发作的急救招
131 孩子出药疹，错在家长
132 用桃叶水洗澡能去痱
133 五花八门的儿童皮肤病
136 带孩子看骨伤，少走弯路

第六章 季节变化最易生病，宝宝四季护理要点 06

140 巧辨春季三类疹
141 孩子春季爱揉眼，可能是因为过敏了
142 孩子春季易上火，别随便给孩子败火
144 孩子夏季易发皮肤病，做好“三防”工作
146 天热要防孩子抽风
148 入秋后孩子护肤别放松，四大问题或引发皮肤病
150 秋冬季应对婴幼儿腹泻，要防四误区
152 湿疹孩子冬季三注意
154 冬日孩子发热，中医专家来支招

第七章 了解宝宝需求，陪宝宝安全健康地长大 07

158 养孩子要慢慢来
160 利用好教育的关键期
161 育儿不妨懒一点
163 陪伴孩子不只是时间问题
165 逗娃陋习要改改
168 让孩子多爬一爬
169 让孩子玩出好胃口
170 孩子防骗炼成记
172 有型孩子巧练成
174 搞定“入园综合征”
177 孩子3岁后就该分房睡
178 孩子洗澡那些事
179 让人烦恼的小毛病
181 别把娃养成小无赖
182 孩子暴脾气，父母先反思
183 孩子注意力差，爸妈这样抓
186 孩子逆反要软处理

附录

188 药师妈妈的家用百宝箱
190 药师妈妈的旅行必备药

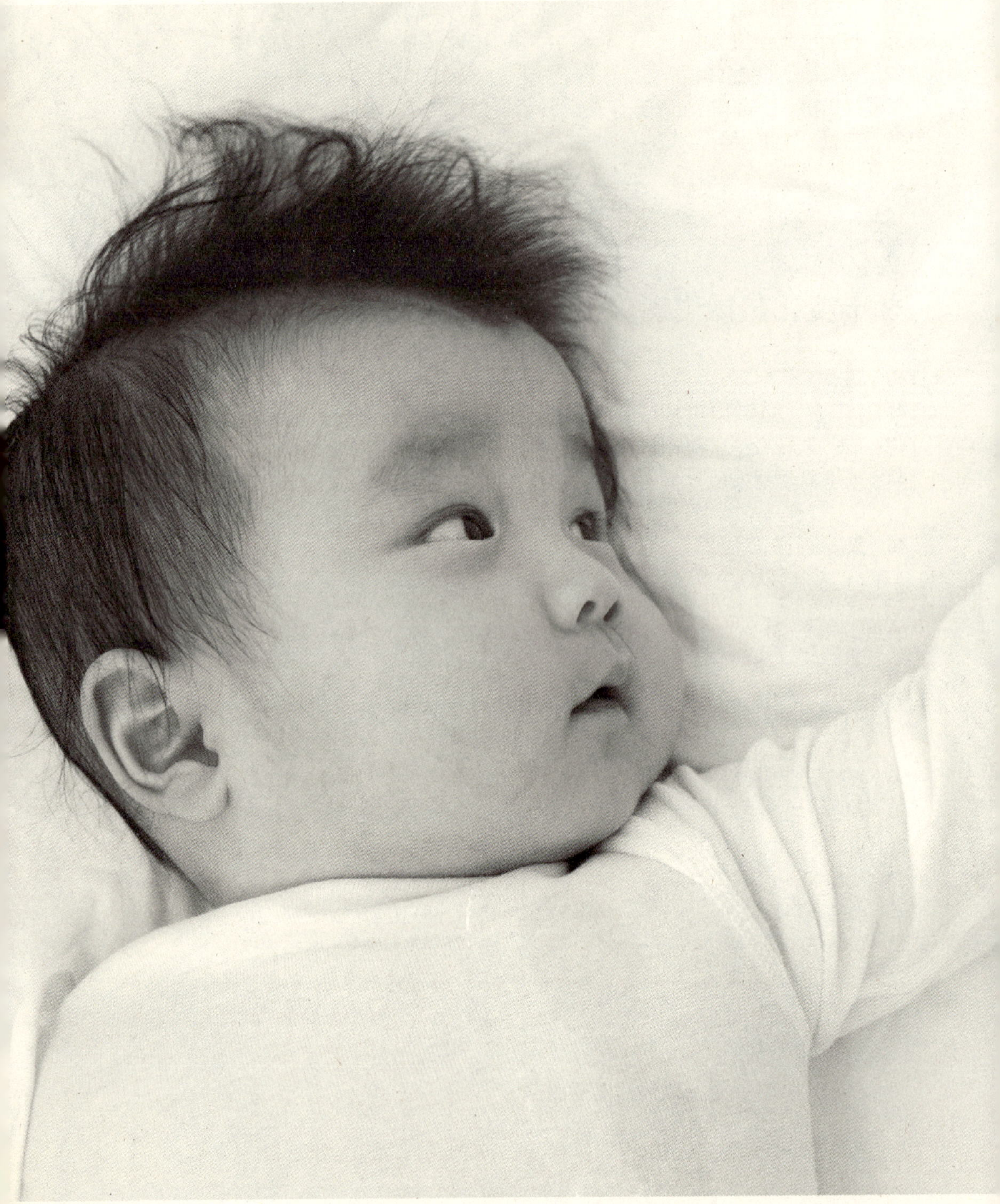

01

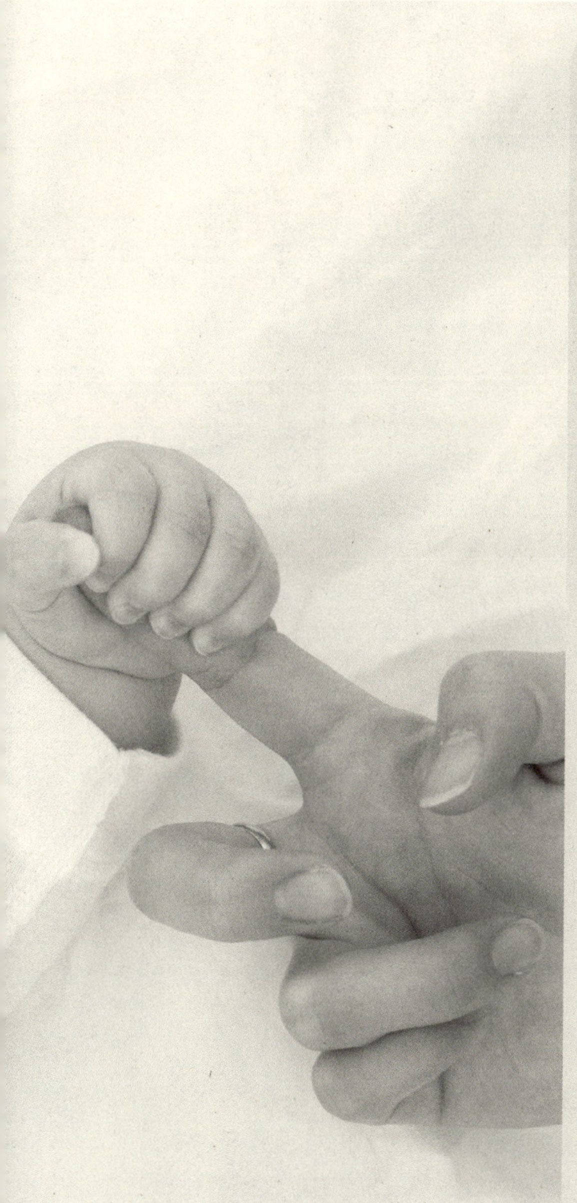

第一章

跟医生学育儿，看看医生怎样养孩子

每个宝宝都是独一无二的，这是养育宝宝的乐趣。同时，宝宝的健康成长，对于家长们来说，绝非一件容易的事。宝宝在成长中会遇到各种奇奇怪怪的问题，对于缺乏育儿经验的父母来说，有时候看起来一个小问题，都可能会手足无措。

那么，就跟着儿科医生学育儿吧。让家长们更从容地处理小天使们在成长中遇到的棘手问题，更恰到好处地给予宝宝呵护和爱。

养孩子，先看看这十条

刘春阳｜北京儿童医院儿童保健中心主任医师

吃：饮料不能代替母乳

指南一：鼓励和支持母乳喂养，控制零食和饮料摄入量。

母乳是任何其他乳制品不能替代的婴儿最理想的食物，一般至少要母乳喂养6个月以上，断奶最好在宝宝1岁后。饮料（包括含乳饮品）绝不能代替母乳，如果宝宝口渴，建议喝白开水，常喝饮料会养成其只喝饮料的不良习惯，还可能引发营养不良和肥胖。给宝宝吃零食时注意避免豆类、坚果、果冻等易呛入气管的食物，正餐前1～1.5小时和睡前半小时不宜吃零食。

睡：分床不分房最优

指南二：不建议同床睡眠，注意培养孩子良好睡眠习惯。

很多家长觉得与宝宝同床睡是为了更好地照顾他们，可是熟睡中家长翻身等动作很容易吵醒婴儿，因此，建议家长分床不分室，即在同一个房间睡，也要给宝宝准备单独的婴儿床。另外，孩子的睡眠模式是可以培养和学习的，对少数不能自动入睡的孩子，不建议采取过度摇晃、含着妈妈乳头睡觉等干预措施。

长：拔苗助长不可取

指南三：不要违背孩子内在的生长发育规律。

宝宝在成长发育中，应遵循什么年龄干什么事的成长规律。比如，6～8个月的宝宝能独坐5秒或更长时间，两只手能同时各握一块积木。2～3岁的宝宝能举手过肩抛球，能通过精细动作模仿成人画直线，能模仿成人用积木搭桥等。3～4岁的宝宝能用一只脚独站5秒，不扶任何物体独脚连续跳两次或更多次，通过精细动作可自己握起勺子连贯进食。促进发育的重点应放在其各种能力的提高上。

罚：两种方式最伤娃

指南四：增强沟通，惩罚和斥责会影响心理健康。

要提醒家长的是，孩子绝不是家长个人的附属品，他们有独立的人格和想法，家长平时应多和孩子沟通，多听听孩子怎么说，而不是强制孩子必须按家长的要求做。

孩子做错事时，家长最好不要采取打骂、唠叨、放任不管的态度，也不要当着外人的面训斥、打骂孩子，这两种错误的教养方式对孩子自尊心的伤害都很大，会影响孩子心理的健康发展。

做：适当放手才是爱

指南五：独立完成力所能及的事，过多“代办”会阻碍孩子发展。

1～2岁是培养孩子动手能力的最佳时机，可以让孩子在以下这些时间段尝试独立完成事务：12~15个月，学习用餐具自己吃饭；15~18个月，可以做简单的洗澡动作，宝宝开始有能力协调身体各部位，如将洗澡泡泡涂在身上；15~18个月，宝宝可以自己整理玩具，此时宝宝可自己行走，也能完成一些简单指令，如模仿妈妈做家务和收拾玩具；18~24个月，宝宝可以自己吃饭、洗手、脱穿衣服等。

安：多控环境，少控娃

指南六：创造安全环境，但不要过度约束儿童的活动意愿。

这不许、那不准是很多家长的口头禅。如果为了安全而过度控制孩子活动，同样不好，如孩子异常胆小，遇事退缩不敢尝试；有的孩子则会逆反，越不让做越想做，家长不注意时就可能造成更大事故。为防意外，家长要做好意外伤害危险因素识别，控制环境中的危险因素，在公园或游乐场要检查场地，避免危险器械和错误使用游乐设施的情况；1岁多走路不稳的孩子避免在尖锐物体周围活动。

阅读：孩子挑，一起读

指南七：让孩子参与挑选书籍，但阅读不要完全单独进行。

让孩子参与挑书，可提高其阅读兴趣；常给孩子读书、讲故事，对其语言和智力发展很重要，但有的父母把书交给孩子，完全让他们自己读，事实上，即使是最简单的连环画，如果没有成人指导，宝宝的解读能力也很有限。1岁内的孩子把书当玩具，可挑色彩丰富、触觉柔软的布书，增加其视觉、触觉刺激；1~2岁的孩子开始发展语言，可选有情节的故事书；2~3岁的孩子口语发展更好，可增加数字、动物、交通工具等充满知识性和趣味性的内容。

电子产品：建个“无电”区域

指南八：不能让电子产品取代传统阅读。

不少家长制止孩子哭闹的方法就是给他们玩手机或平板电脑等，然而过早接触电子产品，或每天玩的时间过长，会阻碍孩子的智力发育、注意力发展等。家长可为孩子建个无电子产品的小区域，增加书本、玩具等物品；陪伴孩子时，家长要关掉电子产品。

玩具：也是学习助手

指南九：重视玩具对儿童能力培养。

在成长中，玩具起着重要作用，包括培养动手能力、促进认知发展、促进交往能力等。给孩子选玩具要注意材料、涂色是否安全，是否易误食或小零件落入气管引起窒息，是否有过强的声、光等过度刺激。

习惯：自己收拾玩具

指南十：别取代孩子自己收拾玩具的角色。

如果孩子从小就能养成收拾玩具的好习惯，可培养其自我管理能力，同时还能培养孩子整洁爱干净和“自己的事自己做”的意识。可用些小方法，如启发孩子“玩具宝宝要睡觉了”，而不是直接命令他们收拾而让孩子感到这是一种负担。

妇科大夫的育儿经

章蓉娅｜北京协和医院妇产科主治医师

我是一名妇产科医生，所有观点仅代表我目前的个人体会。因为生孩子、养孩子是一门实践科学，知道得再多也不如亲自生育一个。没有一个孩子会完全按照书上的知识生长。

每个宝宝都是独一无二的，这就是养育宝宝的乐趣。新妈妈，一起来研究吧！

排便

豆豆出院后一直没有排便，由于出院前已排过黄便，考虑墨绿色胎便已排净，兼之母乳少，水和奶粉食物残渣很少，所以豆豆妈咨询儿科医生后一直让豆豆观察至今。一天洗澡时，豆妈给宝宝做了腹部顺时针的按摩促进胃肠蠕动。豆爸下班回家突然听到宝宝排便声，欣喜若狂，奔走呼告：“豆豆排便啦。”

晒太阳

阳光灿烂，豆爸一早就抱着豆豆上阳台晒太阳。宝宝晒太阳有利于补钙，因为晒太阳可以促进维生素D_3合成，从而促进钙的吸收。同时可以晒晒宝宝的小屁屁，可以减少红屁股的发生。晒太阳应无衣物和玻璃阻挡，避开中午紫外线强烈的时间，每次晒15~30分钟，不宜过久，以避免紫外线灼伤；还应避免阳光直射宝宝的眼睛。

晚上加餐

豆豆最近表现越来越好了，每天晚上只醒一次，经过这几夜的观察，发现豆豆晚上哭闹的原因是吃得不够饱，夜里那顿得比白天多50毫升。白天每次哺乳后把双侧剩余的乳汁吸净，存放在冰箱里，既能避免乳腺导管堵塞，又能给宝宝半夜加餐，一举两得。

补水

如果宝宝是纯母乳喂养，且妈妈奶水足够，宝宝每天每千克体重有超过100毫升的奶量，且体重生长在正常范围内，每天小便6~8次，小便颜色清淡、不黄浓，即表示宝宝身体的水分已足够，不需要给宝宝刻意补水。如果是混合喂养或喝配方奶粉，可在两餐之间每次加30毫升水，最好是白开水，忌给宝宝喝含糖的果汁。

洗澡

做好准备工作，备好温水、洗漱用品、大小浴巾、尿布、换洗衣物；用浴巾包住身子，一只手托住脑袋并压住耳廓以盖住耳道，清洗头部并及时擦干头发，避免感冒；再用浴巾包住头发并清洗全身；及时擦干全身。

剪指甲

新生儿的手指甲长得很快，若不及时剪去，宝宝会抓伤自己。豆豆才5天没有剪指甲，手指甲已经如雨后春笋般冒出来了，结果把自己挠伤了，看来以后得一周给豆豆剪两次指甲了。最好时机是宝宝入睡后以及洗澡后，因为入睡后宝宝不会张牙舞爪、洗澡后指甲比较柔软；还需要很好的光线，若不慎误伤宝宝，做好压迫止血、消毒工作即可。

起居

宝宝对温度、湿度、光线有一定的要求。适宜新生儿宝宝的居住条件包括：室温23~26℃，湿度大约40%；光线宜柔和，以散射光源为佳，应避免直射光；宝宝适宜睡在背光一面。如果室温无法达标，可通过增减衣物来调节，以宝宝后背温热没有汗为宜。

医生妈妈给新手父母的建议

欧茜｜广州市妇女儿童医院医疗中心儿内科主治医师

第一次养孩子，很多新手妈妈们手忙脚乱，不得要领。有些小窍门，能让宝妈们更加得心应手。给大家支招，教你做个淡定妈咪。

1.每天测量体温，喂奶前安静状态下测量最能反映宝宝真实体温。

2.宝宝皮肤娇嫩，更易被晒伤，外出应注意遮挡，6个月前避免阳光直晒。

3.提前熟悉附近医院的交通、营业时间以及是否有儿科急诊和就诊环境，办好医疗卡。

4.学习婴幼儿急救常识，定期带孩子到儿童保健科评估发育状况。

不做焦虑的妈妈

最让妈妈们不淡定的，便是但凡孩子碰上个头疼脑热的，妈妈们就坐不住，恨不得住在医院里。我曾在门诊遇见过24小时内带孩子去了三家不同医院的焦虑妈妈。

“只要孩子体温超过38℃，她在家就待不住，一定要到医院才有安全感。”

“当你焦虑时，就把注意力放到孩子身上，去关注他的状态和平时的差别。”“如果孩子的精神状况跟平时没什么差别，就不会有太大问题，哪怕感冒也有3~5天的恢复期。只要孩子能吃能睡，都不必过分担心。但如果这个答案是否定的，即便没有其他症状也要去医院就诊。”

1岁就带孩子看牙医

身边很多朋友总是等孩子牙齿出现问题时才想起看牙医，但最好的办法是不能等牙齿坏了再去看牙医，在孩子没长牙前就要密切关注。

“女儿1岁的时候，我就带她看牙医，现在她自己就养成了向牙医报到的习惯，反而会提醒我们带她去，从来不会为了看牙大哭大闹。”

很多妈妈担心，孩子看牙会感到害怕，对带孩子看牙医心存顾虑。“第一次带孩子看牙医前要先跟孩子沟通，可以给孩子一些积极的心理暗示，但也要注意，不能过分美化看牙这件事，我们要相信孩子有自己的判断。”

2岁开始训练孩子上厕所

很多家长在孩子1岁半时就想让孩子养成排便习惯，但临床研究显示，孩子到2岁半时膀胱功能逐渐发育完善，才会有大小便的感觉。

在女儿2岁的时候，开始训练孩子上厕所。“我给她买了专门的儿童马桶，也给她看成人马桶，告诉她上厕所需要用这些东西。”

等女儿要大小便时，就分别告诉她大小便的感觉是怎样的。“让孩子把大小便的感觉和名词对应起来，她很快就学会了。”

此外，家长们的示范也很重要，在上厕所时，带上宝宝，让孩子知道你正在做什么。同时，可以辅助一些绘本，用孩子熟悉的图画语言帮助孩子理解，这些办法都可以让孩子很快学会独立上厕所。

相关阅读

孩子发热了，想去看医生，如果给孩子吃了退热药，退热了再去看医生会影响医生判断病情吗?

欧茜：这种想法过虑了。只要是带孩子去医院看病，都建议包里备一支体温计和一瓶退热药，以便必要时随时使用。3个月以上的宝宝发热，如果体温高且因此感到不适，就应该按体重计算好药物剂量给宝宝先服药。

发热会烧坏脑子，烧成肺炎吗?

欧茜：发热只是人体受到病毒细菌入侵或是接种疫苗后的正常保护性反应，除非是41℃以上超高热，否则发热本身，甚至是单纯的热性惊厥，均不会对人体产生影响，反而有助于提高机体抵御病原菌的能力。但是引起发热的原因，有可能是肺炎，甚至脑炎。

孩子感冒7天了，我没给他吃药，让他多喝水，结果他昨晚发热了，是不是我没给他吃药造成的?

欧茜：孩子感冒时，家庭护理很重要，多喝水、多休息是基本原则。密切观察孩子的精神状态，如果一切照常就不必过于紧张。服用感冒药并不能预防发热，也不能阻止病情发展，而且对于2岁以下的儿童，并不建议使用复方感冒药来“治病”。

孩子发热了，捂汗能退热吗?

欧茜：孩子高热时常常出现头部躯干滚烫、手脚冰凉的情况。如果这时给孩子穿很多衣服、盖厚被子捂汗，往往越捂越热，难以退热，且大汗很可能导致脱水。

正确做法是把孩子的衣服略微解开，让其充分散热；而手脚冰凉的部位则可以用温水敷一敷，用手给孩子搓搓手脚等，使肢端循环得到改善，手脚变暖了才更容易散热。

孩子发热了，家里老人说孩子不能洗澡，不能吹空调，不能扇电扇，对吗?

欧茜：这种说法并没有科学依据。如果孩子不排斥，泡个温水澡往往能让孩子觉得更舒服。发热的时候开空调和吹电扇都能让环境变得更有利于散热，对退热有好处。

中医育儿的四原则

琚玮｜河南中医学院第一附属医院儿科主任医师

金元四大家张从正说，“贫家之育子，虽薄于富家，其成全小儿，反出于富家之右。”

中国传统医学从来都反对过度育儿，提出了“淡食、薄衣、慎药、寡怒”四条中医育儿原则。

淡食

“若要小儿安，常受三分饥与寒。”婴幼儿对食物的需求量特别大，但脾胃脆脆，稍不注意就会呕吐或泄泻。过度进食会增加孩子的脾胃负担，五谷壅积在中焦，不能正常运化，最终积食蕴热，引发疾病。

孩子对食物有种天生的诉求，但自身神志未开，见物则爱，不能节制。很多孩子生病的根本原因就是吃多了。育儿首要就是遵循“淡食”原则，勿食肥甘厚腻之品。

薄衣

“薄”并不是让孩子冻着，而是不要过度增添衣服。有时孩子啼哭不停，到了医院，将襁褓稍微打开就不哭了，这就是过热导致的。

中医育儿强调在天气暖和的时候，抱孩子出去玩耍，可使其血凝气刚，肌肉紧密。若是经常将孩子藏在屋子里，看似暖和，其实孩子的身体软脆而不耐风寒。

要注意根据孩子的部位给予不同的温凉，例如孩子头部是六阳之会，宜凉不宜捂；腹部为脏腑俞募，宜暖不宜凉。

慎药

小儿应尽量不用药或是少用药，即使用药也用一些平和的药物。古代医家认为小儿脏腑娇嫩，形气未充，寒热虚实，转变迅速，不能随便用药。按照现在有些家长和医生的观念，孩子一生病，轻则打针吃药，重则静脉注射，长久下去，难免会对孩子机体造成损伤。

其实孩子乃纯阳之体，其阳气当发，生机蓬勃。对于某些轻微的疾病，身体正气在与淫邪做完斗争后完全可以痊愈，还可以增强孩子自身的抵抗力。

寡怒

有一些被过分溺爱的孩子往往在欲望得不到满足的时候就会苦恼生气。

中医认为怒伤肝，肝在志为怒，肝属木，木克脾土。情绪的波动会引起肝气上亢，肝气上逆犯脾，进一步影响脾胃的功能，脾胃衰则百病皆生。

因此家长育儿不能过分地溺爱孩子，适当节制孩子的欲望，使其养成少欲寡怒的习性，对孩子的生长发育很有帮助。

医生奶爸们这样育儿

父爱意味着理性、宽厚、自然与博大，爸爸的爱更需要表达。但《中国家庭发展报告2015》中却指出，中国爸爸在照料和教育儿童的过程中角色陪伴及教育作用明显不足。

逗乐：我给宝贝做冷饮

祝勇｜北京中医医院呼吸科副主任医师

我记得小时候生活在南方，家里生活并不富裕。夏季，爸爸常常购买新鲜、便宜的甘蔗（去掉外皮），回家后切成手指长的小段，放进盘子中覆以保鲜膜冷藏起来。等我在外面玩累后回来，取出食用，美其名曰“甘蔗冰棍儿”。现在回想起来。这个办法不仅解暑，而且健康。甘蔗味甘、性寒、无毒，明代医学家李时珍谓之“脾果”，能助脾气、消痰止渴、清热除烦。

现在我做了爸爸，虽然生活条件好了，但外面那些饮料依然进不了我们家的门儿，一则喝太多甜的饮料不好，容易湿热上火；二则很多饮料里面都添加了色素、防腐剂。我的秘诀亲自给宝贝做冷饮。

我通常选用新鲜的黄柠檬，因为黄柠檬酸度适中，且口感好，更易于孩子接受。柠檬籽有些苦，可去掉。冲泡柠檬水时采用热水冲泡或冷水冲泡均可。若平时孩子脾胃虚弱易腹泻，最好用开水冲泡；若脾胃并不虚弱，但容易感冒、过敏，可以考虑用常湿纯净水冲泡，并加入适量鲜薄荷叶（2~3片），可以起到利咽解毒的功效。

惊险：鼻腔异物不能擤

何世桢｜河南中医学院第一附属医院宣传干部

那天晚上临睡前给儿子讲故事。虽然关着灯，但是仍然可以依稀地看到孩子的面孔。我发现这小家伙隔一两分钟就抠一次鼻孔，跟我说话时鼻子囔囔的。看着儿子这么难受，我这当爹的有点坐不住了，赶紧把灯打开。心想给他掏掏鼻屎或许能缓解缓解。于是拿了棉签，想给他清出来。在灯下，我果然看到儿子鼻孔里有块黄黄的东西，于是我拿着棉签往外拨。拨到一半儿时吓了我一大跳，这哪里是什么鼻屎，分明是一块折了两三层的塑料纸。

幸好在医院工作这么多年，还掌握了些急救知识，为了避免吓到儿子，我神情上故作镇定，固定好儿子的脑袋，一会儿就把这异物挑了出来。注意，我是“挑”出来的，而不是让他“擤”出来的，这是因为当宝宝知道鼻腔内有异物时，通常会比较紧张，让他像擤鼻涕一样把异物擤出来，他可能会乱了分寸往里吸鼻涕，结果异物被吸到深部。当然，若父母没把握，最好带他去医院，由医生取出异物是比较安全的。

♥ 装怒：对儿子咬人说不

王欣｜中国中医科学院西苑医院心脑血管科副主任医师

儿子在三岁左右的时候出现了咬人的情况，为此，幼儿园老师专门找我谈话，说我家孩子有暴力倾向。我只能信誓旦旦地保证回去后一定把孩子好好管教管教。但事实上我并没有责罚儿子，只是适时地对他进行引导：“对你喜欢的人有多种表达方式，比如亲一下。”因为我知道儿子不是有意去袭击别人，谁对他好，谁亲近他，有时候他就会打谁一下，这个时期的孩子分不清好与坏，这也许是他表达喜悦的一种方式。但我也没有完全由着他的性子来，并告诉家人：“儿子咬人后，千万别笑脸相迎，一定要表情严肃甚至假装愤怒地告诉他，嘴不是用来咬人的，这是不对的。”当儿子接近四岁时，咬人的习惯基本上没有了，而且还主动帮老师做一些小事情，给了老师大大的惊喜。

♥ 偷闲：抽时间陪孩子

张思玮｜医学科学报采编部主任

自从儿子出生之后，我几乎推掉了所有的出差任务，也尽量不再像以前那样无限制地加班，而是腾出更多的时间来陪着他一起长大。

现在，他已经一周岁半。家里常常被他“祸害”得乱七八糟，比如，马桶是他必须光顾的地方，手机、钱包等物品都被他扔到过里面。不过，我刚想批评他，他一句“爸爸”，就会让我彻底败北。是啊，孩子的幼年时期就这么短短几年，有时我还真怕一眨眼他就长大了，想为他收拾“战场”都没机会了。

现在天气越来越暖和，带着儿子去室外活动的时间明显增多了。平时工作没有时间，只有下班后，才能带着他在小区里面玩玩。但通常周末，我都会开车带他去四处转转，如游乐场、公园、动物园、自然博物馆……

渐渐地，你会发现，孩子的好奇心真的非常强。一个干枯的树枝、一块石头、一条小鱼、一只小鸟……都会成为他的兴趣点。而我们能做的，就是尽量多地陪伴他，而不是按照我们大人的思维，干涉他太多；否则很有可能遏制他的好奇心，进而影响到他对事物的感知及认知程度。

更为重要的是，孩子的成长需要我们多“点赞”，而不是一味地责怪、指教。所以我几乎从不严厉地斥责他，并且会经常伸出大拇指对他说：“棒！棒！”希望在他快乐的童年里，得到的更多是鼓励的话语。

一个医生老爸的育儿体会

王海泉｜山东省立医院推拿科副主任医师

“我的孩子一天一只海参！”生活中，有不少家长如此标榜自己有多疼孩子，岂不知，有多少孩子因此而营养过剩；还有的孩子，一发热就被带去医院打点滴。我曾见过一个才出生25天的新生儿因咳嗽已注射过20天抗生素！作为一名医生，同时也是一名爸爸，我想在此分享一些育儿保健体会，希望对各位家长有所帮助。

保健：抚触加推拿

第一个体会就是在小儿保健中，小儿抚触疗法和小儿推拿的密切结合，对于孩子非常好。

婴儿抚触的英文名叫Touching，是指经过科学指导，抚触者通过双手作用于被抚触者的皮肤和部位，进行有次序的、有手法技巧的抚摸，让大量温和的良好刺激通过皮肤的感受器，传输到中枢神经系统，并产生一定的生理效应。它能促进婴儿体重及免疫力的增长。

在小儿推拿过程中，我把小儿抚触的一些手法和思想贯穿到了其中。在小儿推拿前，进行几个简单的抚触手法，可起到与孩子交流情感、减缓孩子对医生的恐惧、促进气血运行、增强小儿推拿疗效的作用。

我建议家长掌握一定的小儿推拿和小儿抚触的方法，很有必要。

吃饭：10厘米理论

医生老爸的第二个体会就是，粗放式喂养好。我楼下一个孩子看起来1岁多，而实际上快3岁了。他的家长说，孩子不爱吃饭，每次都要喂两小时。

打个不太恰当的比喻，我从小在农村长大，曾看过小猪的出生过程，小猪一般一窝有十几头，生下来后，小猪会颤颤巍巍地以最短距离找到母亲的乳头去吸奶。这是一种本能，而吃饭和吃奶一样，是人最基本的一种生理反应。

很多人都有这种体会，若是你想吃一样东西，慢慢去吃，慢慢去品，就会很香。而如果旁边三个人轮着向你嘴里塞，你就吃不出香来了。

孩子也是如此。这一口还没咽下去，下一口又塞上了。这样的话，孩子能觉得很香吗？吸收能好吗？吸收不好，下一顿还想吃吗？长此以来，他的食欲就这样慢慢被消磨掉了。

我有个建议，就是喂饭时，一定不能喂到孩子嘴里边，尤其不能塞进去。喂的时候，一定要停到离孩子嘴巴10厘米距离的地方。无论多大的孩子，坐还是站，他想吃时，10厘米距离，一探身子就能够得着。而且，有了这10厘米的距离，当孩子看到，反应过来，这期间有零点几秒时间，这时他的唾液腺、胃液及一些消化酶都瞬间分泌出来，他嚼起来也香，消化得也好，吸收得也好。

穿衣：伸手知冷暖

医生老爸的第三个体会是别给孩子穿得太多。现在的孩子，缺衣少穿的几乎没有，而更多的感冒，不是冻出来的，是热出来的。家长给孩子穿得太多，孩子出了汗，再不恰当地减衣，就易受凉。

给孩子穿衣服，怎么才合适呢？我有个建议，有个词叫“伸手知冷暖”，就是把手伸到孩子的脖子下边，摸一摸后背上有没有汗，看是凉的还是温的。如果伸手进去温乎乎的、没有汗，这就是最合适的。一旦汗多，抓紧时间给他减衣。一般体质的孩子，应该比父母穿得略少一点，晚上睡觉盖得略薄一点，因为孩子是纯阳之体，气血很旺盛。

“伸手知冷暖”，包括晚上孩子睡觉时，盖得多了少了，伸手摸一摸他的背上是不是有汗，如果有汗，就减一减衣，这样也避免他夜晚蹬被子。

卫生：无菌未必好

前几天，看到一个洗手液广告：孩子在外边踢足球，手上身上脏乎乎的全是细菌，老师和家长都说这些细菌很有害，然后经过洗手液清洗后，细菌没了，这就成了所谓的“健康”。

实际上，我们每个人的肠道当中有很多细菌，而细菌和病毒这些微生物，在我们的生活环境中更多的是有益的，只有很少一部分细菌和病毒，在我们身体特定情况下才会成为致病因素。

适当接触所谓的有害因素，更有益于孩子自身免疫力的产生。最简单的例子就是种痘（注射疫苗）。为什么要强制性种痘呢？疫苗就是一种经过灭活处理的致病物质，但它经过处理后会刺激人体产生足够强的抵抗力。

我的孩子在家吃饭时，食物掉到桌子上，她会立刻捡起来放进嘴里，对此我没刻意去纠正她，她有自己的抵抗力去对抗一些不好的细菌。

鼓励：多贴正面标签

第五个体会就是少给孩子贴负面标签，比如说，孩子不爱吃肉，或蔬菜，或水果。其实，也许他只是最近胃口不好，并不是对这些不感兴趣，但你早早地给他贴上这样的标签：我那孩子不吃肉。对孩子来说，这是一种心理暗示，当他想吃肉时，他就感觉“爸爸都说我不吃肉了，再吃似乎不合适”，渐渐地，孩子就真的不喜欢吃肉了。

我经常听很多家长交流时，不自觉就把标签贴到孩子身上：我那孩子总感冒，我那孩子一怎么就流鼻涕，一怎么就发热。从心身医学来讲，这种暗示也会起到一定的“致病”作用，孩子会想：“我怎么还不感冒呀？感冒了就能得到更多关心！”

孩子是一张白纸，建议多给孩子贴些积极的标签，比如说，我的孩子很聪明，我的孩子很爱学习，我的孩子很有礼貌，我的孩子很懂事。

吃药：尽量少用药

第六个体会就是，尽可能拒绝药物对孩子的损害。我曾在一个场合问一个班的孩子，有没有没打过点滴的。30多个小朋友，只有1个小朋友说没打过。而在另外一个场合，和两个50多岁的朋友聊天，这两个朋友说他们一辈子也没打过点滴。

很多时候，像孩子的感冒，就是一个5~7天的过程，喝点热水，捂一捂，发发汗就好了。即使发热，稍微用点退热药，然后做些推拿就可治愈。

儿科医生的育儿经

陈英｜原广州市第一人民医院副主任医师

孩子太“安生”，往往预示病得重

2岁半的小军，两天都不吃、不喝、不下床活动。大家想想，正常的2岁半男孩，除了吃饭睡觉，有消停的时候吗？两天不下床了，一定是很严重。但是一开始，家长并没有觉得有什么问题，两天后才觉得孩子状态不对。当时孩子是夜里被送来住院部的，接诊医生看孩子没发热，心跳呼吸都正常，并没有引起重视，就按普通的病情处理。幸好，孩子一夜平安没出状况。

第二天，主任带着大家一起查房，发现孩子颈部强直，克氏征、巴氏征等一系列反映大脑神经系统的体查项目都不正常，结合孩子很差的精神状态，我们都怀疑可能是孩子脑部出了问题。于是准备给孩子做腰椎穿刺检查（简称腰穿检查）。

腰穿检查属于有创性的检查，按照现在的医疗规范，每家医院做这个检查之前都要和家长签一个腰穿同意书。看完同意书之后，因担忧和恐惧，小军的父母早已泣不成声，于是我安慰他们：“腰穿在儿科是一个比较常见的检查手段，同意书上说的并发症都极少发生，我们做过很多例患者，基本上没发生过上面的情况。抽取极少量的脑脊液也不会影响孩子的发育。”

小军的爸妈把小军送进穿刺室后，被我们礼貌地请了出去。很多孩子一进到穿刺室就开始号啕大哭、挣扎反抗，往往需要药物镇静后才能进行穿刺操作。而小军不怎么哭，一直安安静静地躺在床上，只是在穿刺针进皮的那一瞬间轻轻地缩了一下，就又乖乖地不动了。旁人可能会觉得孩子很乖巧，但有经验的医生知道，这个孩子病得不轻。

正常孩子的脑脊液是慢慢出来的，而小军的脑脊液几乎是喷出来的，压力超过了400毫米水柱；正常孩子的脑脊液压力只有100毫米水柱左右，并且小军的脑脊液不像纯净水，更像混浊的淘米水。检查结果确诊为颅内感染。

所以说，体温的高低并不代表疾病的严重程度，并不是“烧”得越高，孩子病情就越严重，精神状态才是反映疾病严重程度的金指标。孩子天性好动，只要有劲儿，绝对不会歇着，除非病得严重，孩子的精神和体力才会受到影响。即便孩子高热达

40℃，只要活蹦乱跳的，家长就不用太担心；即便孩子不发热，但提不起劲儿，总躺在床上一动不动，家长也得警惕他（她）可能病得很严重。

湿疹迁延不愈，试试过敏源检测

通常在很多家长眼里，孩子得了湿疹一定就是因为过敏，甚至很多儿科医生也是这样下诊断。但是，有很多孩子长期饱受湿疹的折磨，家长也跟着煎熬，却怎么也找不出过敏源。

甜甜是一个6岁的小女孩，从1岁就开始反复出现全身皮肤湿疹，每年春天发病最严重。甜甜的过敏史比较漫长且痛苦，5年间，甜甜妈妈带着她不停地求医，用过各种湿疹药物，有时用了激素软膏后湿疹症状能稍微减轻一些，但还是没有办法彻底改善。

因为日夜饱受皮肤瘙痒的折磨，甜甜吃不香、睡不好，甜甜妈妈以为孩子的湿疹是因为食物过敏导致的，所以严格地限制她的饮食，牛奶也不敢给她喝，生怕再次过敏，引起湿疹加重。于是，甜甜的生长发育受到了影响，身高体重明显落后于正常孩子。

甜甜第一次来我的诊室时，又瘦又小，看起来只有三四岁孩子那么大，再加上机灵的眼神和灵敏的思维能力，她看上去像个小精灵。

甜甜从进诊室开始，就不停地隔着衣服抓痒。我掀起她的衣服检查，却发现这根本不像一个正常孩子的皮肤！甜甜全身皮肤摸起来像触到树皮的感觉，很粗糙，抓挠留下了一道道的疤痕。妈妈一边讲述甜甜的病情，一边落泪："这孩子长湿疹，真的好难带……"

因为甜甜的湿疹持续时间太长，而且症状严重，我还是建议甜甜进行过敏源检测，两天后回报的结果显示，甜甜对霉菌和螨虫严重过敏，而食物过敏源没有阳性显示。

我们说过，过敏源检测不是绝对准确的，所以食物过敏源没有阳性显示，不一定代表绝对对食物不过敏。但是，也没有必要再过度限制甜甜的饮食了，因为不合理的饮食限制已经让甜甜的生长发育明显落后了。

甜甜的检测结果明确提示对霉菌和螨虫过敏，那么，接下来要做的就是居家清洁，去除霉菌和螨虫，以及做好最重要的皮肤护理。

第一，做彻底的除霉、去湿、防潮处理。家中的霉变物品一律处理或丢弃，保持室内干燥，空气流通。另外，现在很多家庭里都铺有地毯，孩子也喜欢在地毯上玩耍，但是对于容易过敏的孩子来说，最好不要这样，地毯上的霉菌或螨虫很可能会诱发孩子的过敏症状。

第二，加强孩子局部皮肤的保湿。湿疹皮肤的保湿不像我们平时那样早晚涂保湿霜就够了，往往需要更多次、更大量的涂抹，让皮肤持续保持湿润，才有利于增强皮肤免疫屏障功能。

第三，考虑辅助外用软膏。可选择激素类药膏或非激素类的钙调磷酸酶抑制剂药膏。若激素软膏的效果不明显，或使用时间超过安全范围，那么必须在医生建议下更换非激素类的湿疹软膏。

甜甜妈妈依从了我的建议，2周后，甜甜来复诊，光滑白净的后背让我很欣慰。

哄孩子，儿科大夫这样做

朱小燕｜湖北省襄阳市第一人民医院儿科主任、主任医师

面对恐怖的针头和压舌板，面对身边一起哭喊的小朋友，哪个小患者心中不是充满着恐惧和不安？儿科大夫都有什么妙招让孩子们在最短的时间安静下来好好配合？其实这些高招，对家长们揣摸小家伙的心理也很有帮助呢。

法宝一：抱到一旁喂点吃的

原理：利用孩子爱吃的本能。

吃东西是孩子的本能，遇上实在哭个不停的孩子，可以让妈妈把孩子抱到一边，喂一下奶，从心理上给予安慰，吃完奶后的孩子就会安静许多，再进行诊查就方便多了。

家长可借鉴：带孩子出门，包里最好装点吃的喝的，即使在他不那么饿的时候，有好吃的，就能缓解一下他紧张的情绪。还有的专家说，在带孩子出门前，最好让他吃饱喝足，因为，饿着肚子的孩子更容易情绪不安。

法宝二：打打电话、照照镜子

原理：转移孩子注意力。

“宝宝，我们来打个电话，好不好？”一名3岁左右的儿童因为发热来就诊，医生拿起手中的听诊器，在孩子面前晃一下，原本一直躲在妈妈怀里哭的孩子好奇地看了一下听诊器的听筒。随着新鲜事物的出现，被好奇心驱使的孩子立马忘记了自己到底为什么哭，而乖乖地安静下来。完成了基本的问诊后，就可以认真地询问病史了。

对年龄再大一点、四五岁的孩子，可以给他们“照照镜子”（听诊器的反面很光滑，类似于镜面），温柔地说：“阿姨这儿有面镜子，我们照一下，看看你漂不漂亮？”

家长可借鉴：孩子好奇心强，注意力易分散。即使他正感到紧张或者害怕，只要有意思的东西，就能马上顺利地把他的注意力转开。所以家长不妨在育儿过程中利用这个特点，用突然出现的新生事物来让他形成条件反射。

法宝三：面带笑容、声音放小

原理：拉近与患儿距离。

虽然医学是严谨的科学，但这不意味着医生要绷起脸、一脸严肃地给患者看病，尤其是对小患者。轻柔的声音、温和的面容，一下子就从心理上拉近和孩子的距离，避免孩子一看到穿白大褂的医生就心生恐惧和排斥。其实孩子有很强的观察力。当孩子哭闹时，大吼大叫远远比不上放低声音有效。孩子哭闹不止，这时大人再声如洪钟，无异于“火上浇油”。大吼的一瞬间，孩子可能会暂时安静下来，但是随即肯定会哭得更厉害。

家长可借鉴：当孩子大声哭闹时，家长别仗着自己个儿高、力气大，就非要用盖过孩子的音量来解决他的哭闹。专家说了，你的声音越小，孩子越能安静下来，因为，他虽然在大声哭喊，但也想听清楚你在说什么。所以，下回试试这个办法吧，用你温柔的声音安抚孩子的暴躁与不安，即使当时你也很生气。毕竟，你是成年人了，应该比他理智得多，不是么?

养孩子，医生有话要说

裴洪岗｜深圳市儿童医院原小儿外科副主任医师
李元媛｜四川大学华西医院心理卫生中心主治医师
朱盛｜北京协和医院药剂科药师
李清晨｜哈尔滨儿童医院心胸外科主治医师

每个孩子都是家长的心头肉、掌上宝，关于孩子健康更是无小事。为了让家长们少跑医院、孩子少遭罪，在孩子生病之前不妨熟知一些儿童保健知识，一起来听听医生们怎么说吧。

海淘族，小心“神药”变“毒药”

随着网络的发展和人们对国外产品的过度热衷，很多家长已经从代购孩子的纸尿裤转移到了代购药品，开启了儿童用药海淘风，那么从国外海淘回来的药就真的安全吗？

世界上没有绝对安全的“神药”，海淘儿童药品也如此。因为经常在网络上做科普，曾有家长问裴洪岗：“宝宝发热38.8℃，同时给他服用了国内退热药泰诺林和德国HEXAL退热栓，退热过快会有危险吗？”裴洪岗提醒大家，这两种退热药都是对乙酰基酚在起效，这就相当于给孩子用了双倍剂量，不仅不能让孩子快速退热，乙酰基酚的过量使用还很可能造成孩子肝损伤，因此，把海淘儿童药品当作神药胡乱吃，小心适得其反，甚至会影响孩子健康。

针对家长们提出的如何才能选到安全有效的海淘药，药师朱盛提醒家长在选择海淘药物时，至少要满足两点。一是海淘渠道要正规，二是家长自身外文水平和理解能力要过关。目前国外很多退热栓虽然品牌名称相同，但是剂量和适用年龄并不完全相同，如果家长自身英语水平不过关，没有发现药物间的区别，一旦给孩子服错药，孩子非常容易出现不良反应。因此在用海淘药之前，一定要有能力看清楚药品名称、主要成分、用法用量、注意事项和适合的年龄段等相关事项。

很多家长本身并没有专业的医学常识，面对孩子身体健康的大事，药物安全性尤为重要，家长们应谨慎使用海淘药品，建议向医生请教，千万别把海淘过来的“高级药”变成了伤害孩子的毒药。

3岁前，别弄丢孩子的安全感

不少家长认为，只有有了记忆认知的孩子才会出现心理障碍，其实并不是。主治医生李元媛指出，宝宝3岁前是心理安全感形成的最关键时期，如果这个时期未能获取充足的安全感，很容易影响孩子未来的生活及性格养成。

安全感对于0~3岁这些仅有家庭关系的孩子来说十分重要。缺乏安全感，很容易导致孩子在以后的人生过程中出现胆怯、畏缩、偏激等心理问题的外部表现。

3岁前，孩子的语言和思维能力还不完善，那么家长如何才能更好地辨别孩子的心理健康状态呢？李元媛提醒，一要看孩子生活状态的变化，很多宝宝一旦出现心理问题，原先井然有序的生活就会被打乱，比如过度哭闹、频繁吸吮奶嘴、入睡困难、突然很黏人等。二是看孩子的发育变化，有些孩子在心理出现问题后会出现发育倒退，很多已经有完整表达能力的孩子突然只能说一两个字，如果出现这些情形，那家长就得注意了。

家长对孩子爱的表达方式也会对孩子的心理产生影响。因此，家长在管教孩子时，千万别用羞辱的方式，虽然在耻感作用下，孩子可能会在一定时间内达到家长的要求，但实际上会损伤孩子自尊心，造成更大的伤害。同时，家长切勿对孩子过度控制，长期因为自身焦虑而控制孩子行为习惯的方式，易潜移默化地影响孩子的性格养成，使其长期缺乏安全感，进而出现健康问题。

祸从口入，警惕消化道异物

孩子平时爱吃手、随手捞到什么吃什么，尤其是6个月至3岁的孩子，对什么都好奇，却无法辨识食物。有时候家长稍不留意，孩子就抓起手边的东西送到嘴里，不卫生不说，有时候甚至会给消化道造成负担。裴洪岗介绍，孩子一旦吞下异物，异物会随食物一起沿着消化道往下走，一旦异物通过食管进入到胃里，95%可以自行排出，大部分在4~6天内导致消化道穿孔的不到1%，家长不必过分担心。

如果遇到诸如误吞硬币、纽扣这样不能自行排出的，或者有毒性、腐蚀性的东西，也可以通过胃镜取出。在等待的过程中，家长需要观察孩子有没有异常状况，比如肚子痛、呕吐、发热等，注意检查孩子的大便。如果3~4周都没有排出，导致消化道穿孔的可能性也不大，但要警惕孩子是否存在消化道畸形的问题。

但是，如果孩子一不小心吞下了尖锐的异物，因为尖锐物品容易损伤胃肠道，所以就会很危险。裴洪岗提醒，如果异物还在孩子的胃里，可以用胃镜取出来，否则，如果异物进入小肠，再想取出来就只能做手术了。但值得注意的是，并不是所有尖锐的异物进入肠道都会对其造成伤害，人的消化道有时甚至能神奇地排出很多异物。

救命方，治疗小儿腹泻，关键要防脱水

孩子腹泻很常见。小儿消化系统尚未发育成熟，机体防御功能差，因此几乎每个孩子都有过腹泻的经历。据悉，腹泻至今仍是导致5岁以下孩子死亡的第二大原因。裴洪岗强调，实际上腹泻的致死原因很多并非是腹泻本身，而是小儿脱水。因此，为避免孩子因腹泻死亡，关键在于预防脱水。

那么家长如何判断孩子脱水呢？裴洪岗介绍，脱水体征的判断有一定的主观性，家长很难自己准确判断脱水程度，碰到心里没底的事，还是应该让医生进行鉴别。小儿腹泻除频繁如厕、大便不成形之外，还可能出现疲乏、烦躁不安、口渴、口唇干、眼窝轻度凹陷、皮肤弹性差、四肢凉、尿少等症状。此时家长要谨慎观察，孩子可能已经出现轻中度脱水。婴儿的免疫力较低，症状较易恶化，如若出现没精神、不喝水、眼窝深陷、解血便、频繁呕吐，甚至昏迷等状况，这时候很可能就已经是重度脱水状态了，要尽快带孩子到医院就诊，以免耽误病情。

儿科医师李清晨表示，如果小儿轻中度脱水，并不是都需要去医院输液，绝大多数情况下，家长可以在家用低渗口服补液盐兑水给孩子喝，不仅可补充水分，还能补充电解质，但不推荐自己在家给孩子调盐水喝。一旦补液纠正得差不多了，就可以继续母乳或配方奶喂养，避免高脂肪、高糖食物的摄入，以免腹泻情况加重。在孩子腹泻过后可补锌10~14天，硫酸锌、醋酸锌和葡萄糖酸锌都可以。

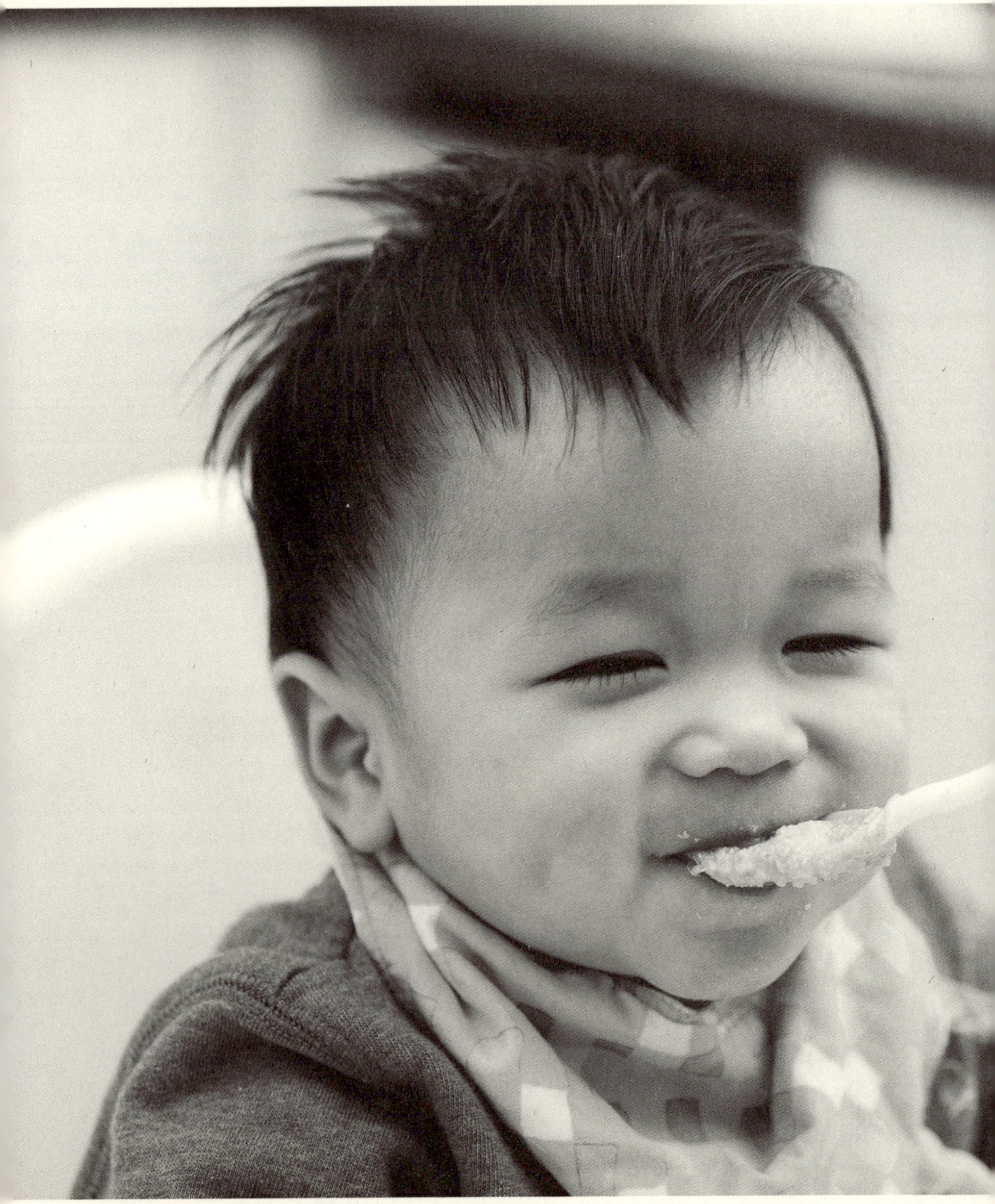

02

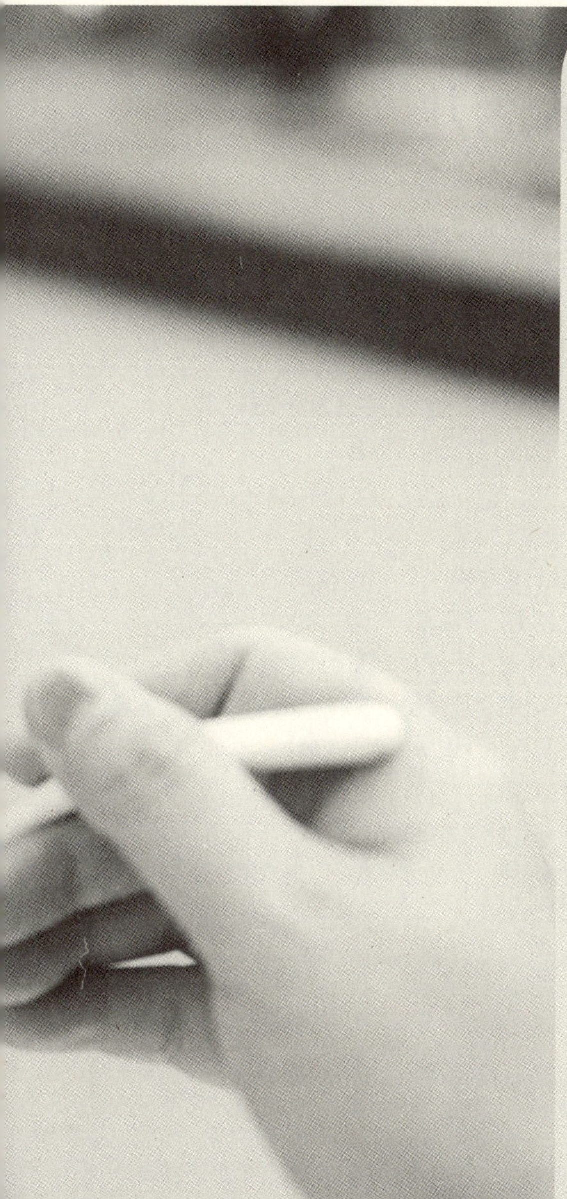

第二章

宝宝这样吃，家长才放心

儿童发育时期是最需要营养的阶段，也是容易挑食的阶段。想让孩子好好吃饭，可是个技术活。看似简单的事情，其实饱含学问。帮助孩子养成良好的进食习惯，才是健康的第一步。

同时，给孩子吃“好好”的饭，也有学问讲究。烹制儿童餐的原则是什么，如何将儿童菜做得既讲究又美观，如何调养孩子的脾胃……这些都要知道。孩子吃得好，身体壮，家长才更放心。

喂娃是个技术活儿

钟雪梅｜首都儿科研究所消化内科副主任医师、副教授

喂孩子吃饭谁不会？看似简单的事，其实挺有学问。这不，在儿童消化科专家门诊里，就有不少因“饮食不合理”导致的便秘、腹泻、呕吐等小患者。

便秘：慎用开塞露，关键多喝水

门诊里，便秘的孩子真不少。一个两岁女孩已便秘快两个月，据她妈妈讲，孩子超过三天不解大便，就明显吃不下饭，于是就给她用，开塞露。

我摸了摸孩子小肚子，说：“孩子便秘不算太重，不建议长期用开塞露，以免形成依赖。超过三天不解大便，用开塞露没错，但一般是严重便秘或孩子有其他问题，如果便秘较轻，可再等两天，给孩子自己排便的机会，建议从饮食上改善。”

妈妈点头：“我们挺注意饮食的，每天给她吃蔬菜、红薯、香蕉，但还是不管用呢。”“给孩子喝水多吗？”家长很无奈，“不多，她就是不爱喝水。”

“对付便秘，多喝水最关键。只有摄入足够水分，大便才会软化，尤其是春天干燥，补足水分很重要。”建议给孩子煮些梨水、苹果水喝，家长也要多喝水，给孩子做榜样。

腹泻：除感染，多与过敏有关系

门诊中，腹泻宝宝也不少。如果孩子大便中混有血丝，则多与过敏有关，尤其是还在吃奶的小宝宝。

怀疑过敏性腹泻的宝妈都得到一个医嘱：避食，如不吃牛羊肉、鸡蛋、牛奶、海鲜等，可吃猪肉、鸡肉，水果、蔬菜正常吃。只要还在哺乳，避食就要进行。奶粉喂养或混合喂养的宝宝，则要从普通奶粉转为深度水解蛋白或氨基酸配方奶粉。

很多小宝宝对动物蛋白和牛奶蛋白等过敏而出现腹泻，应对方法就是不摄入含这些蛋白的食物，主要是牛奶和鸡蛋。

“这也不吃，那也不吃，奶水会不会质量差？”妈妈问。“不会，可以吃猪肉、鸡肉嘛，我们小时候生活条件差，不也长得很好吗？”

腹痛：原因多，及时就医最明智

一个四五岁的女孩因腹痛就诊，既不便秘，也没有腹泻，血常规结果也正常。我认真考虑后，让家长带孩子查查血铅，“有的孩子血铅超标，也可能会引起肚子病。”

妈妈听后表示：“不太可能吧，孩子两岁时查过血铅，没超标，而且我们特别注意，不吃鱼头之类。”我解释说，血铅水平可能在一段时间内就有改变，除了饮食，铅还可通过接触等方式进入体内，比如在幼儿园，家长看不到就可能会接触到。

孩子肚子病有可能是功能性的，肠胃遇冷、热刺激时就会痛。排除这种可能后，腹痛原因就较复杂了。有的孩子是过敏性紫癜，在皮肤出现红点前，先表现为腹痛；还有的是幽门螺杆菌感染，可做碳13（^{13}C）呼气试验排查；还有的是胰腺炎、急性阑尾炎、肠梗阻等，需及时就诊排查。

呕吐：别大意，可能是急症

呕吐，是易被家长忽略的问题，尤其是孩子吐得不是那么频繁，家长可能以为孩子吃坏了东西，吐干净就行了。其实，有些呕吐可能隐藏着大问题。

一对家长带着十来岁的儿子就诊。孩子偶尔有呕吐，时好时坏，最近症状加重。在其他医院做了B超检查，医生怀疑是继发肠息肉，可能要手术。家长不放心，带孩子再来查。

看完B超单，我怀疑是肠套叠，让孩子再做一次B超。结果出来后，果然是肠套叠。“赶紧去挂外科急诊！”我叮嘱，孩子有肠套叠，一定要及时干预，轻的通过灌气就可解决，严重的需要手术治疗。如果耽搁，孩子套叠的小肠可能会出现坏死。

前几天还接诊了个呕吐的孩子，结果发现是暴发性心肌炎导致的，幸亏就医及时。注意脑子里长肿瘤也可以导致孩子呕吐。

养儿，关键是养脾胃

李荣耀｜中国中医科学院西苑医院儿科主任医师

孩子消化不好，免疫力就会下降，去医院多过去公园玩耍。所以说，要想孩子健康不生病，最重要的就是养好脾胃。怎么养？医师李荣辉建议：家长喂养孩子必须要适时、适量、适当。

适时：不能孩子一哭就喂奶

中医讲“乳贵有时，食贵有节”，喂养宝宝的时间很重要，这里说的时间是指要有规律。不同年龄的婴幼儿喂养要有差别，不能一味地多吃多喂。“很多家长喂奶没有规律，导致宝宝出现肠胃问题。”6个月内母乳喂养新生儿可以2~3小时喂一次，2个月后要3.5~4小时喂一次。稍大一点的婴儿也不能一哭就喂，家长必须有规律地按时喂奶和给予辅食。

夏天，孩子在外面玩回来，经常满头大汗回来就吃冷饮、吹空调，导致身体受凉，出现肠胃炎的症状。儿童吃冷饮一定要注意时间，不要空腹吃、不要满头大汗的时候立即吃。

适量：蛋黄从四分之一添起

吃得过多，对宝宝的脾胃也不是一件好事。现在，有些三四岁的小朋友在幼儿园已经吃过三餐，但是很多家长担心孩子吃不饱、吃不好，往往晚餐后又让孩子再吃一顿。这会容易导致孩子积食，长此以往，会产生营养过剩和肥胖的症状。还有些新手爸爸妈妈，给孩子添加辅食的时候没有循序渐进，总怕孩子营养跟不上，导致喂得太多。

孩子在添加辅食时也要慢慢来，保质保量。以鸡蛋为例，最开始添加辅食的时候要从四分之一个蛋黄开始，不要用整个鸡蛋喂养。喂得过多，宝宝吸收不了，还容易伤脾胃。

♥ 适当：别忘了吃一些粗粮

婴幼儿的肠胃还没有完全成熟，所以切记不要以大人的观点来喂养。家长要坚持母乳喂养，即使用配方奶粉喂养，也不要一味迷信贵的、进口的就是好的。要找到适合宝宝自身的配方奶粉，适当地添加。孩子在适当吃一些水果、肉类、主食的前提下，别忘了吃一些粗粮，保证膳食平衡，避免肥胖和其他疾病。夏季，食物易腐败，不建议给孩子吃剩饭，争取每顿饭菜都是新鲜的。即使无法避免吃剩饭，也要妥善保管剩饭，加热的时候一定要热透。

除了保证喂养适时、适量、适当之外，平时也有一些小办法帮助孩子健脾胃。比如，用山药、莲子、薏仁熬粥给孩子养胃；容易积食的孩子，可以用山楂、乌梅、甘草泡水给他喝，夏天再放入一些冰糖，酸酸甜甜，既养脾胃，又不失为一道可口的饮品。

两类辅食别吃太多

余高妍｜原上海市儿童保健所儿科主治医师

同学的孩子刚满8月龄，最近说宝宝越长越黄了。做了体检，宝宝的身高体重都在正常范围，发育也无异常，只是手掌、脚掌和面部的皮肤明显发黄。

怎么回事呢？问了一圈，我才发现问题所在：同学说，宝宝辅食添加后几乎有一个月每天都爱吃南瓜粥。

门诊中，常常遇到家长急匆匆地带着8~9个月龄的宝宝来看黄疸。查看宝宝的身体，会发现他的手掌、脚掌和面部的皮肤明显发黄，但巩膜不黄，饮食、睡眠、大小便及生长发育均正常，甚至查肝功能，检查结果也正常。询问家长宝宝近期吃些什么，原来宝宝连续几周的辅食不是胡萝卜就是南瓜。

虽然，胡萝卜、南瓜、柑橘等都是非常有营养的食物，但是进食的频率需要控制。因为这类食物中含有丰富的类胡萝卜素。类胡萝卜素在体内的代谢速率较慢，长期大量摄入可能出现以上症状，医学上称之为“高胡萝卜素血症”。好在从食物中大量摄入类胡萝卜素一般不会引起毒性，停用后，皮肤黄染的症状就会慢慢消失。

如果已经出现“高胡萝卜素血症”，无须惊慌和用药，建议辅食多样化，暂停食用类胡萝卜素含量丰富的食物即可。

另外，在刚开始添加辅食时，还有一类不宜多吃，就是粗粮。虽说粗粮有益身体健康，但如果宝宝刚开始添加辅食，粗粮摄入应控制在每周1~2次，每次适量为好。

给宝宝添加粗粮的目的是增加膳食纤维，出发点很好，但要知道，相对精细的谷类和新鲜的蔬果已经能给婴儿提供不少膳食纤维，而单位体积的粗粮所提供的热量较少，并不利于宝宝的发育成长。

吃软不吃硬，易说话不清

刘长伟｜南京市儿童医院营养科医师

在门诊经常会碰到两岁左右的孩子，说话像讲“天书”，别人听不懂。经检查，孩子的智商没问题，也没有任何器质性病变。究其缘由，原来是孩子一直“饮”食惹的祸。

前阵子，我们一位医生接诊了一个这样的孩子。自从添加辅食后，孩子就一直在“饮”食。家长把孩子所吃的食物打碎，做成糊状，认为这样有利于消化吸收。孩子快两岁时，家人也想给孩子尝试固体食物，但一吃稍微硬点的固体食物，就会恶心或呕吐，无法下咽，后来家长干脆继续给他“饮”食。

我们怀疑孩子的发音问题可能跟饮食模式有关，就告知家长回家逐步转变孩子的饮食性状，之后再来给孩子进行语言训练。经过一段时间的努力，孩子可以吃固体食物了，经过康复训练，孩子终于可以清楚发音了。

为什么一直“饮”食会导致孩子说话不清呢？说话离不开发音器官，发音器官无形态及功能异常，但发音得不到足够训练，也会导致构音障碍。婴儿期，辅食引入不当，口腔运动能力得不到应有训练，就可能影响宝宝今后的咀嚼、吞咽能力及舌头运动的灵活性，甚至影响正常发音。

足月健康出生的宝宝，满6个月后需及时引入辅食。孩子发育有个体差异，但引入辅食时间不能早于4个月，也不能迟于8个月，这期间是训练宝宝咀嚼、吞咽及口腔协调的“窗口期”，错过的话会造成很多问题。

添加辅食后，需不断改变饮食模式，由稀到稠，由软到硬。满4月龄添加流质状食物，满6月龄就需尝试添加泥状食物，如婴儿米粉、肉泥、鱼泥、菜泥、水果泥；7~9月龄就可逐步过渡到末状食物，如稠粥、烂面条、肉末、菜末、水果块等；10~12月龄就可逐步过渡到碎馒头、软饭、碎肉、馄饨、水果条等。满1岁后就可逐步过渡到成人饮食模式了。

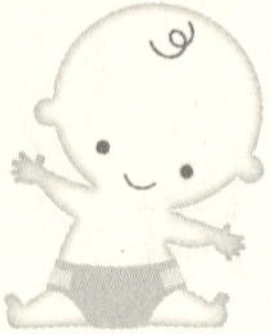

1岁后就能喝酸奶

刘长伟｜南京市儿童医院营养科医师

宝宝能喝酸奶吗？多大以后喝比较好？随着宝宝逐渐长大，这个问题困惑着很多家长。即使从医务工作者口中也会得到不同的答案。作为一名营养专业人员，我想谈谈自己的看法。

根据澳大利亚2012年婴儿喂养建议，满6个月的宝宝就可尝试喝酸奶，将酸奶作为辅食之一，但不建议把酸奶作为其主要奶类来源。

而根据我国婴幼儿膳食指南，1岁以内的婴儿应进行母乳或配方奶粉喂养，1~3岁的幼儿仍首选母乳或配方奶粉。此外，每天可适量进食酸奶，尤其是容易便秘的幼儿。喝适量酸奶可能有利于改善胃肠道功能，而乳糖不耐受的幼儿也可以进食酸奶。所以，1岁以后，只要没有禁忌症，就可以给宝宝正常进食酸奶了。

相对于鲜奶，酸奶是由鲜乳或复原乳及益生菌等发酵的，也是钙的良好来源。经发酵后，钙等矿物质不发生变化，但发酵后产生的乳酸，可有效地提高钙、磷在人体中的利用率，所以酸奶中的钙磷更易被人体吸收。

每天吃多少呢？并没有严格界限。对于满6个月的婴儿，可尝试喝点酸奶作为辅食之一。如1岁以后，每天可安排100毫升益生菌酸奶，对于乳糖不耐受的宝宝，可安排更多的酸奶。随年龄增加，可酌情增加，贵在坚持。对于乳糖不耐受的幼儿，酸奶可能成为饮食中奶类的主要来源。

需提醒的是，有些产品看似酸奶，其实只是酸饮料，多为添加剂调配而成，几乎不含奶类。但由于口味好，深受小朋友的喜欢，加之广告的大肆渲染，小朋友于是放弃了乏味的纯奶类。对于幼儿来讲，建议最好选择纯酸奶。

小提示

冬季天气寒冷，很多人不敢喝酸奶，更不敢给孩子喝，担心肚子受凉出现消化不良，如腹胀或腹泻。事实上，如果方法得当，冬天一样可以喝酸奶。从冰箱拿出来的酸奶，先在室温下放置1~2个小时再食用，也可在温水中稍微温一下，但水温不应过高，否则酸奶中的益生菌可能会死亡而降低了酸奶的保健功效。

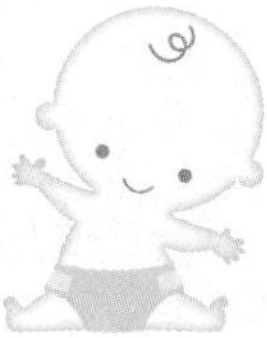

软硬兼施，喂饭不难

吕传彬｜重庆三峡中心医院主任医师

“孩子不长肉！”这是家长最忧心忡忡的一件事。孩子有时候不肯吃饭，常常一餐要吃一两个小时。其实，上述孩子的情况大部分是喂食习惯的问题。研究发现，孩子自发进食可改变30%以上的进食量，如果换算成热量，对其发育成长就会有很大的影响。来自食物的营养素，对孩子脑部智力发展非常重要。因此，喂食困难虽然短时间内看似无害，但孩子能够养成良好的进食习惯，才是健康的第一步。

改硬件：用餐椅要合适

让孩子喜欢吃东西这件事，必须从婴儿时期开始做起。婴儿时期如果副食品进食状况良好，可以预知日后喂食会比较轻松。当幼儿可以坐时（约6个月起），就应该坐在椅子上喂食，培养孩子正确的用餐习惯，因此帮孩子准备一张合适的椅子是非常必要的。一张好的儿童餐椅应该符合以下条件：安全、高靠背且不易倾倒，最好可固定孩子、易清理、可随孩子身高调整。

吸引注意力：利用餐具变花样

对于小宝宝，通过吸引他的注意力来喂食是一个不错的办法。妈妈们可以在餐具上下下功夫，使用不同的容器、餐具盛放食物，通过变花样来吸引孩子的注意力。但值得注意的是宝宝餐具的材质，尽量不要使用塑料材质的餐具，避免食物过热而产生毒素，影响孩子健康。

施软招：挑食厌食别强迫

如果孩子挑食或偏食，不能强迫他，而是要吸引孩子主动想吃。可以利用孩子充满想象力的特质，花心思设法变换食物呈现的模样，让食物变得可爱能引发孩子好奇心，也可以改变食物烹调方式，讲述和食物有关的故事等。如果强迫孩子，反而会引起其逆反心理。

♥ 用餐家规早制定

每个家庭都有家规，为了养成宝宝吃饭的好习惯，每个家庭可以制定一个小小的用餐家规。如要全家人，包括孩子，一起坐下用餐；维持良好的气氛，避免在餐桌上斥责小孩；最好不要“吃饭配电视”，以减少孩子分心的状况；吃饭时鼓励孩子主动进食，小宝宝用汤匙甚至用手也没关系，多赞美少责骂。

营养师给孩子的早餐

儿童发育时期是最需要营养的阶段，也是嘴最挑的时候。看看营养师妈妈们如何让孩子爱上早餐，吃得健康营养。

幼儿早餐，软烂清淡

吕静｜国家二级公共营养师

我家孩子现在一岁半，他的早餐我全包揽了。每天花10~20分钟给他做早餐是我的一大乐趣。1~3岁属于幼儿期，这个阶段的饮食营养非常重要。孩子的早餐要软、要烂，烹饪方式上以蒸和煮为主，一定要清淡。所以，孩子的早餐我都会单独做，不放调料，另外放点菜泥或者肉泥来增味，孩子更爱吃。

作为一个营养师妈妈，我还会注重他饮食的荤素搭配。蔬菜、水果、豆类自不能少，蛋、鱼、虾、肉也不能缺。

但我发现，孩子某一段时间会不爱吃某种食物，比如有一阵子他不爱吃米粉，我就会给他做煮得软软的面条。这样经常换换口味，孩子不会挑食。

中式西式，常变花样

臧全宜｜国家一级公共营养师

家有十岁娃，虽已上学，但早餐我还是会亲自为他准备。

我给孩子做早餐会中西结合。中式的话，如他爱吃炒饭，我就会在炒饭中尽可能放多种蔬菜，然后配点萝卜汤或牛奶。西式的话，我就会先做好煎蛋，切点熟肉片或者热狗，取点蔬菜，全部夹到面包片里，这样就成了美味的三明治。然后中式和西式变换着吃，不仅营养健康，而且孩子吃不厌。

在食物种类方面，谷类、肉类、蔬果类、蛋类、奶类五类都要吃，吃够这五类是优质早餐，四类是良，三类才是刚及格。多注意食物多样，除了中西式结合，还要荤素搭配、多色搭配、粗细搭配、干稀搭配。

什锦面，营养又省时

张倩｜中国疾病预防控制中心营养与健康所研究员

我家孩子已经上六年级，平时在学校吃早餐，但是我这个研究饮食营养的妈妈仍然不忘在周六日给她补上简朴却不失营养的早餐。

孩子爱吃汤面，我就想各种方法让汤面有营养，又好吃。

时间有限，一般多用挂面，加入荷包蛋、白萝卜丝、虾皮、西红柿。事先把西红柿做成西红柿汤，让番茄红素更好地释放出来；同时白萝卜丝也加入汤里。然后给她喝点牛奶或者酸奶就是一顿完美的早餐了。

当然，周六日的早餐有时也会亲自为孩子做豪华汉堡、烤面包片夹煎蛋、切肉、苹果、梨等，再配上牛奶，也不愧是一顿营养的早餐。

营养师的孩子这样吃

郝孟忠｜国家高级公共营养师

我家孩子虽然经常吃肉，但是并不胖，而且肌肉比较结实。肉类是优质蛋白质的主要来源，是青春期孩子不可缺少的促生长发育的食物，所以，青春期孩子最好每周保证5~7次的肉类摄入。我给他的肉类安排是：每周1次炖排骨、2~3次鱼肉、1次虾肉、1次鸡肉、1次牛肉胡萝卜馅饺子。

排骨炖一个半小时，这样会除去一半以上脂肪。我家里常备山楂片，如果孩子肉吃多了，会给他吃上几片消消食。不过，现在我给孩子做排骨的同时会搭配个萝卜汤，促进消化也很好，避免孩子贪吃积食，孩子也喜欢。给孩子做胡萝卜馅饺子，主要是补充胡萝卜素，因为孩子不爱吃炒菜里的胡萝卜，而胡萝卜素对护眼很重要，所以这样做，孩子也会吃。我每周还会给孩子吃1次猪肝，100克以内，猪肝富含维生素A，也是护眼不可缺少的食物。

我家吃得最多的粗粮是小米、玉米和燕麦，有时候也会吃薯类，做粥时还会放一些杂豆、黑米等。尽量督促孩子多吃蔬菜，而且是各个种类，水果每天保证两种。

尽管我儿子经常吃肉，但之所以不胖，其实还和经常吃杂粮、蔬菜有密切关系.杂粮、蔬菜富含膳食纤维、B族维生素，对于预防肥胖非常重要.像B族维生素，可促进能量代谢，减少脂肪、蛋白质等产生的热量在体内蓄积。

早餐，我家孩子每天吃一个煮鸡蛋或一碗鸡蛋羹，两片全麦面包、一袋牛奶、几颗美国大杏仁，有时还加两个大枣，再加少量水果。孩子学习累，需要吃健脑食物，而鱼肉是首选，所以，我每周会给孩子做2~3次鱼肉。另外，晚上9点左右，再给孩子吃2~3个熟核桃，也是健脑的好食物。

现在孩子学习比较晚，一般要10~11点睡觉，所以，我会在9点前给孩子加餐，除了核桃，还有250毫升酸奶，再有就是小面包、水果等易消化的食物，但不能吃得太多，否则会影响孩子的学习效率和睡眠。

因为孩子晚睡，伤肾阴，所以，我每周会给孩子吃2~3次山药，炖豆角时放一些，滋阴补肾效果非常好。而且山药可以健脾胃，孩子因为学习压力大，有时食欲下降，适当吃些山药，可以改善食欲。但如果孩子大便干燥或便秘，就要少吃。

我每周还会给孩子做2~3次小米大枣粥，除了健脾胃，还可以促进睡眠，提高睡眠质量。

营养师的育儿私房菜

海静｜国家二级公共营养师

我是一名营养师妈妈。平时给孩子做菜既要讲究营养又要美观，基本上以少油、少盐、少糖为原则。因为儿童时期如果口味过重，成年后不易更改，过多摄入油、盐、糖，还会为慢性疾病埋下隐患。在烹饪方式上，尽量以蒸、煮、炖、快炒为主，减少菜品中营养成分的流失。今天给各位妈妈推荐几道家常菜，不仅味道好，而且能补充营养。

第一道：龙利鱼豆腐丸子

很多妈妈都害怕孩子吃鱼会被鱼刺卡住喉咙，确实存在这样的隐患。但是龙利鱼属于海鱼，其中一个很大的优势就是没有小刺，妈妈们只要把大一些的主刺剥掉就可以给孩子吃了，再不用担心孩子吃鱼被卡了。

龙利鱼营养丰富，不仅优质蛋白质含量高，而且含有多不饱和脂肪酸，其中的DHA对孩子的智力发育和视力维护有很大益处；而豆腐中富含钙，有益骨骼健康。鱼类与豆腐同食，将动植物优质蛋白良好结合，提高了蛋白质的吸收利用率。两种食材都十分软糯，利于咀嚼和消化，加之豆腐吸收了鱼的鲜味，让孩子更加喜欢。

第二道：香菇蒸肉丸

孩子的辅食要做得口味清淡，利用食材本身的香味来引起孩子的食欲，是一种不错的选择。这道菜正是利用了香菇、洋葱特有的味道，加之肉类脂肪的芳香，让孩子食欲大增。而且做法简单，肉馅中加入洋葱做成丸子，放进香菇小伞中蒸熟即可。

香菇中含有香菇多糖，对孩子的肠胃功能有良好的调节作用，能够有效地预防便秘；而洋葱中有独特的含硫化合物，具有杀菌、帮助提高机体免疫力等作用，而且有助于脂肪的消化。

第三道：胡萝卜彩色水饺

说起胡萝卜，很多孩子都会挑食，但是胡萝卜又是营养丰富的食材。它含有丰富的β-胡萝卜素，在体内可转化成维生素A，是维护视力的重要元素。

既然孩子看见胡萝卜就跑，我有个好办法，就是将胡萝卜从颜色和味道上进行改良。如将胡萝卜榨汁和面，包成颜色艳丽的胡萝卜水饺，里面包上营养丰富的肉馅，荤素搭配。重点是能转移孩子的注意力，避免其挑食的坏习惯。

吃得太油，易生眼疾

王曦琅｜湖南省儿童医院眼科副主任医师

眼睛长个小鼓包，很多家长都会说那是“针眼”，小时候我们都长过，让它自己破了就好了。这还真不行，这看似不起眼儿的小包，和饮食有很大关系，有时很可能是孩子吃得太油导致的。

首先得区分，小鼓包是否就是“针眼儿”。未必。我们俗称的“针眼”，是麦粒肿，而眼睑上的小鼓包，实际上是霰粒肿。二者虽然比较类似，但有个明显区别，患麦粒肿时皮肤红、肿、痛，发病时间短，由于疼痛，孩子一般拒绝触摸或触摸后哭闹。而霰粒肿主要是无痛性包块，发病时间长，点药效果也不好。

霰粒肿发展比较慢，可能慢慢积淀成囊肿，甚至诱发感染形成小脓包。这和孩子平时的饮食有一定关系。现在孩子生活条件都比较好，爱吃多油、高脂食物，但恰恰是这种油腻食物吃得太多，引起睑板腺脂质过度分泌。

正常情况下，睑板腺分泌脂质成为泪膜的一部分而滋养角膜（俗称黑眼球）。但如果脂质分泌过多，由于结膜炎或者睑缘炎等原因导致睑板腺开口阻塞，腺体的分泌物就会潴留在睑板内，对周围组织产生刺激而引起小囊肿，即霰粒肿。

也有中医认为多为脾胃不和所致，所以对于多发性儿童霰粒肿的患儿，可以在医生指导下进食助消化的药物，以及服用一些调节脾胃的中药。

此外，过度用眼导致眼疲劳，揉眼增多致睑板腺开口阻塞，也是霰粒肿出现的“催化剂”。因此建议孩子清淡饮食，多吃蔬菜水果，减少电子产品的使用，适当补充维生素A和维生素C，有益于皮肤健康，利于睑板腺通畅。

不过，家长也不必过于紧张，霰粒肿早期发现，尽早治疗可以达到很好的恢复效果。

一般情况下，早期可以进行局部热敷，或向囊腔内注射药物治疗，或者在保守治疗无效，肿物位于睑结膜面时做局麻手术切除，这样可以将肿物对孩子眼睛的影响降到最低。

防过敏，过度避食也不好

周威｜北京大学第三医院儿科副主任医师

很多年轻父母为了防止孩子过敏，一直坚持纯母乳喂养，迟迟不给孩子添加辅食。专家提示，因为害怕过敏而“预防性”地不吃辅食是典型的因噎废食。孩子出生后4个月就应该逐渐添加辅食，食物种类越丰富，今后其发生食物过敏的可能性就越小。

近年来，儿童食物过敏发病事件持续增长，我国儿童过敏发病率不断上升。这和遗传、生活环境过度干净、空气污染、饮食方式改变、过敏源环境、少晒太阳等诸多因素有关，其中同年轻家长的喂养习惯有很大关系。很多孩子的饮食结构比较单一，新鲜果蔬和动物脂肪摄入明显减少。由于年轻家长工作繁忙，经常用罐装食品替代新鲜食品，使得家长天然维生素、抗氧化剂摄入减少。有研究认为，这些食品都与儿童食物过敏有关，罐装婴儿食品不能替代新鲜果蔬。

已经出现严重湿疹的孩子也不要过度及长时间避食。家长应该带孩子到医院检查，经过医生的诊断，一些未致敏的食物可以提早添加。有家族过敏史的孩子，也可以到医院做一个过敏源检查，排除过敏的食物，家长可以放心添加。对于没有过敏症状、身体健康的宝宝，不需要避食任何食物，宝宝4个月之后就可以适当添加辅食了。为了防止孩子食物过敏而过度避食的做法非常不可取，避食不当反而会造成孩子营养失衡。

给孩子备份防泻餐

陈自佳｜北京中医药大学东方医院儿科主治医师

腹泻是夏秋季小儿的常见病、多发病，妈妈除了密切观察孩子的精神状态及腹泻、脱水等情况外，还可以根据孩子的症状，在饮食方面帮助孩子。

1. 湿热泻

典型症状：大便水样，或蛋花汤样，泻下急迫，量多次频，气味臭秽，食欲不振，或伴发热烦闹，口渴，小便量少而黄。

葛根黄芩粥+乌梅葛根汤：葛根10克、黄芩6克，加水煎汤，去渣取汁加糯米50克，煮粥，加红糖少许服用。或取乌梅10颗、葛根10克，加250毫升水，大火煮沸后改小火煮20分钟，去渣加红糖少许，分次饮用。

2. 风寒泻

典型症状：大便清稀，夹有泡沫，臭气不重，或伴鼻塞、流清涕，咳嗽。

姜茶饮+糯米苍白术粥：取生姜10克、红茶茶叶3克，加水煮沸后加少许红糖，代茶饮。或取糯米30克、白术12克、苍术6克，先将糯米略炒一下，白术及苍术放水煮15分钟后去渣取汁，加入糯米煮粥食用。

3. 伤食泻

典型症状：大便稀，夹有奶瓣或食物残渣，气味酸臭，腹胀腹痛，嗳气酸馊，或有呕吐，食欲减退。

苹果汤+焦山楂麦芽饮：取苹果一个洗净，连皮切碎，加250毫升水，加食盐少许，煎汤代茶饮。或者取山楂30克、炒麦芽30克、红糖15克，先用小火将山楂及麦芽炒至略焦，离火，加少许酒搅拌，再置火炉上炒至干；然后加200毫升水，煎煮15分钟，去渣后加入红糖再熬至沸腾，待温后分几次服用。

4. 脾虚泻

典型症状：腹泻时间长，大便色淡不臭，多于进食后腹泻，面黄体瘦。

莲子粥+扁豆薏仁山药粥：妈妈们可以取干莲子20克研成粉末，加米汤200毫升，煮至150毫升，加少许白糖，每日给孩子服用3次，每次50毫升。这个办法适用于半岁以内腹泻时间较长的孩子。

预防性早熟，有些食物最好别给孩子吃

柴松岩｜北京中医医院妇科主任医师、教授

一些家长发现，现在孩子的发育年龄越来越早了。他们不免疑惑，什么样的孩子算是性早熟？性早熟对孩子的身体又会有什么危害？

导致孩子性早熟的原因很多，单从饮食上说，就涉及食物的性能与小儿体质不符的问题。

鹌鹑蛋、鸽子不宜吃

有个孩子个子特别小，奶奶带着她来就诊。还在她6个月大的时候，奶奶就每天给她吃两个鹌鹑蛋，吃到五六岁时，乳房就发育了。后来经过用药，乳房过早发育调整过来了。不只鹌鹑蛋，还有鸽子蛋、鸽子肉、鸽子汤等都不适合幼儿吃。

中医认为，鸽子是兴阳之品。李时珍在《本草纲目》中就有记载，鸽子善于交合，那个“鸽”字，是由一个“合”字和一个“鸟”字构成的。除鸽子外，还有鹌鹑和虾，也都是兴阳之品，是经过古人验证的，在一些中医典籍里都提到过。因此，幼女须慎服。

羊肉、虾皮要少吃

流行的东西不一定对身体就有益。比如说羊肉串，常常看见一些家长，大把大把地给孩子买烤羊肉串，孩子两手抓着羊肉串，一手抓一把就往嘴里送。羊肉性燥，肯定不能这样放肆吃。

一个小女孩6岁，乳房就发育了。那时候生活困难，但是她家整天吃虾皮，用虾皮炒菜或做素馅儿包子。出现以上这种情况，家长之后不再给她吃虾皮了，加上用药治疗，帮孩子改善乳房过早发育的症状。又过了一两年，这孩子去姥姥家探亲，在那儿吃了一次虾皮做的包子，就复发了，乳房又发育了。

动物肾脏要慎吃

还有一个关于牛腰子（牛的肾脏）的病例，一位厨师长，有一天他给孩子吃了一个牛腰子，吃完以后这孩子7天不睡觉，情绪非常亢奋，后经用药调整方才康复。

大部分情况下，食物的功效比较缓和，它的力量不会立马显现，但是它会在身体里逐渐累积。一天两天、一个月两个月没啥感觉。但是长此以往，身体内的环境已经悄悄发生改变，只是我们没有察觉罢了，所以还是要饮食有节。

小胖子吃饭有讲究

袁丽娟｜上海市儿童医院主任医师

有些家长觉得，孩子中午在学校吃得不好，所以早晚餐一定要多吃点、吃好点。其实正好相反，午餐你没法把控，所以早餐和晚餐就更要吃得健康，尤其是小胖子，早晚餐一定要讲究。

早餐：首选低脂牛奶，加麦片豆渣生菜

早餐应首选低脂牛奶加麦片，如喜欢喝牛奶，选择脱脂牛奶的话，则可喝两杯或更多，这不仅保证了优质蛋白质，也满足了饱腹感；如不喜欢吃麦片，可用小米、绿豆、赤小豆、玉米、薏仁、高粱米等杂粮豆类等，豆类提前准备好。

也可把低脂牛奶换成淡豆浆，豆渣则用来做成豆渣饼，隔天加吃一个白煮蛋，或瘦肉丸子，尽量不吃或少吃精白米面馒头、包子、糕点等。再准备一些洗净的、能生吃的蔬菜，如黄瓜、西红柿、萝卜或水煮白菜、卷心菜等。不建议吃鸡蛋炒饭，不易消化，且油脂多、营养少。

对于匆匆上学的孩子，可别饿肚子或随便吃饼干面包或垃圾食品，喝几口牛奶或吃个水果，或在路上买个肉包子加豆浆也不错。

晚餐：饭前嚼个苹果

下午放学回家，切不可马上吃糕点等食品，可先喝白开水补充水分，填饱肚子，如无胃病可吃少量黄瓜等低热量食品。对于食欲超好的孩子，餐前可让他先吃带皮苹果，整个苹果洗净啃着吃有利于充分咀嚼。在正餐前咀嚼20分钟，则大脑中枢获得满足信号，正餐时就不会狼吞虎咽吃太多了。

吃的顺序也很重要。先吃蔬菜，这应占到晚餐食量的一半，需注意，要让孩子充分地用牙齿咀嚼。实验证明，充分的咀嚼能较快获得饱腹感。吃完蔬菜后，喝清淡的汤，再吃鱼虾（少油可多吃些）、豆制品、肉类和主食，高蛋白瘦肉一般不超过50克。如果孩子是重度肥胖，主食最好少吃一些。

温馨提示

给孩子备点小零食

学校的午餐一般有荤有素，肉类多、蔬菜少，且蔬菜口味差，常被剩下。改善的方法就是尽量让孩子只吃瘦肉，不吃或少吃皮下白色脂肪。如果孩子吃不饱，下午饿了就吃几颗开心果或嚼嚼胡萝卜干、红薯干。上午第二节课后孩子可能会饿，可吃几颗核桃或三四粒牛肉干。

胖孩子减肥有对策

袁丽娟｜上海市儿童医院主任医师

故事一：隔辈养育溺爱多，食欲超好天生胖

去年九月刚入小班的子钦，一年后体重迅速上升，体格测量评价为中度肥胖。正常孩子一般三个月体重增加500克，而子钦三个月增加2.1千克。了解情况时我们发现，子钦父母忙于生意，孩子由祖辈照料。祖辈对子钦非常溺爱。他从小食欲就好，进餐速度快，爱喝饮料，不喝白开水，爱吃肉，不爱吃菜，很少外出运动。

对策：在家，要求家长帮孩子做到：每餐少吃几口，逐步减少一半主食和甜食；进食后充分咀嚼；晚餐后饿了可吃一根黄瓜或一个西红柿，而不是糕点饼干；稍有进步表现，马上翘大拇指、拥抱等来表扬；每天外出与孩子一起活动。

在幼儿园，每天午餐，保育员都会给孩子先喝汤再吃菜，然后是肉和主食。体育锻炼循序渐进，避免剧烈运动，不能大汗淋漓，心率保持不超过160次/分。经过一段时间的努力，子钦体重的快速增长逐渐得到控制。

故事二：出生时的巨大儿，贪嘴吃成小胖子

中二班杨杨是个有礼貌的小女孩，今年九月体格检查中发现已到中度肥胖。杨杨爸妈，包括其祖辈个子都很高大，所以她个子也高，出生时就是巨大儿，体重达4.25千克。孩子母亲孕期食欲好，吃得很多，孩子6个月前是母乳喂养，但一直生长较快。杨杨进餐速度相对慢，但食欲好，爱吃甜食，习惯吃夜宵，喜欢边看电视边吃零食，不爱吃蔬菜。老人又溺爱她，很少带她外出运动。

对策：要求家长，孩子放学回家后，先让她喝温开水，改变吃面包、甜点的习惯；家庭主食采取粗细杂粮混用；不过分限制瘦肉、禽肉类食品，保证一定的动物脂肪摄取，比较耐饥，又能保证优质蛋白质供给。

要求孩子：餐前先吃苹果、胡萝卜等，咀嚼20分钟，减轻强烈饥饿感；进餐时间不超25分钟；每次看电视不超过半小时，不能边看边吃零食。一个暑假，杨杨体重增长速度明显减缓。

故事三：晚饭吃太晚，长成小胖子

乐乐是去年新进小班的男孩，胖乎乎的，爱笑、懂礼貌，入园即被查出中度肥胖。他自幼很少得病，食欲好，爱吃肉和水果，喜欢边看电视边吃零食，进餐速度较快。父母是个体户，习惯晚上8点才吃晚饭，之前孩子饿了就吃大量高热量点心来填饱肚子。

对策：了解情况后，建议家长把晚饭时间提前，如果晚饭前孩子饿了就让他先吃苹果。在幼儿园时，老师鼓励乐乐参加运动，运动量的增加使他进园3个月，体重即有明显变化。

但第二年暑假后，乐乐的体重又迅速增长，平均月增700克以上，究其原因是假期窝在家里，很少有户外活动，祖辈常带他去超市买零食。开学后，老师重新教育家长和孩子，经过3个月的努力，乐乐的体重逐渐得到控制。

必须提醒

我曾向一个幼儿园保健老师了解，为了帮园内的肥胖儿童“减肥”，她曾坚持每天带他们做操，欣慰的是，孩子们快速增加的体重得到了控制。但当这些孩子上小学回来看她时，她惊呆了，他们一个个又回到了原先的肥胖状态。我听了之后感到无比心痛，因为肥胖反弹对心脏的损害要比不控制体重更有潜在危险。所以提醒家长，孩子上小学后一定要继续关注其体重，健康饮食和适量运动必不可少。

生长痛，补营养就行

琚玮｜河南中医药大学第一附属医院治未病中心主任

肚子饿了会痛，骨头、肌肉“饿”了也会痛。生长痛其实就是因为食物营养跟不上孩子身体快速生长的步伐，骨头和肌肉在一个劲地催着要饭吃呢。

生长痛不是病，不需要特殊治疗，更不需要用止痛药，只要及时补充营养，促进软骨组织生长即可。

“妈妈，我今天上完体育课，腿更痛了。”很多家长会担心孩子的健康出了问题。其实，到了青春期，很多孩子会出现生长痛的现象。这是因为孩子在快速长个儿的情况下，活动量相对较大，长骨生长较快，与局部肌肉和筋腱的生长发育不协调等原因而导致生理性疼痛。临床多为下肢肌肉疼痛，而且运动后症状会更为明显。

这个时候，孩子光吃素食或营养含量不高的食物是不行的，需要吃高蛋白、高钙的食物，多摄取可以促进软骨组织生长的食物，如鸡、鸭、鱼、牛奶、动物骨头、核桃、鸡蛋等。家长也可以让孩子多吃一些富含维生素C的蔬菜和水果，如青菜、韭菜、菠菜、柑橘、柚子等，这有利于胶原蛋白合成，提高肌肉的弹力、拉力和耐力。只要营养及时供上去，生长痛症状持续一段时间后便会自己消失，完全不用担心。

给孩子补充营养时，还要考虑孩子脾胃娇弱这一点。在选择高蛋白食物的时候避免高热量食物，如炸鸡腿、巧克力等。可以选用花生、大豆、核桃等植物蛋白类食物，这样不仅补充了蛋白质，又不增加过多的热量摄入。平时，就可以让孩子常喝含有益生菌的酸奶，既补充营养又促进消化，最重要的是不会增加脾胃的负担。

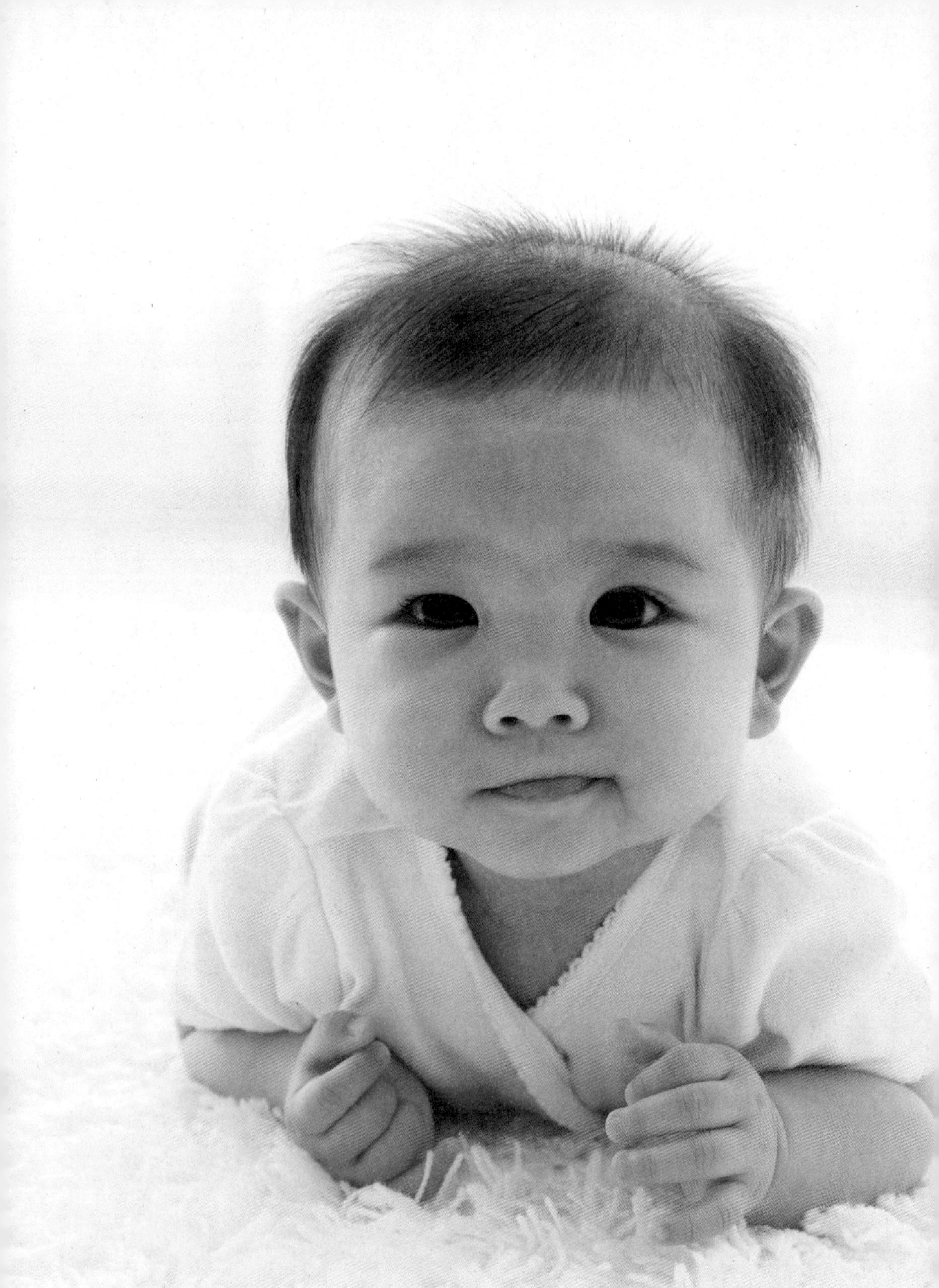

03

第三章

预防生病，家长应该这样做

孩子身体发育不够健全，身体功能不够完善，身体免疫力较差，对外界刺激的应急能力比较差，较成人而言，更容易遭到疾病的侵袭。

俗话说：“三分病，七分养，十分防。”如何有效预防腹泻、感冒等常见病，让孩子少生病、少遭罪？掌握正确的育儿知识，这些问题将会轻松地迎刃而解。

有些声音默默伤人

高云海｜清华大学第一附属医院耳鼻喉科主任

交通噪音、环境噪音、生产噪音（如爆破音）及过强的娱乐噪音等对人体的危害已是众所周知，但是还有一种人们往往听不到或者勉强被听到的声音也会对人体造成很大的危害，这就是低频噪音。它指的是频率在200Hz倍频程以下的声音。一直以来，人们认为暴露在低频率声音里是无害的，但德国慕尼黑大学神经生物学家的一项研究否认了这一观点。研究发现，人类通常能听到的声音频率在20~20000Hz，但这一范围会随着人的年龄而改变。低频率的声音不会直接造成听力损失，但人们的耳朵暴露于低频率声音中时可能会暂时受到损伤。

我国对于低频噪音的声音频率范围定为20~200Hz，其中对人体影响较为明显的频率主要为3~50Hz的频率范围。低频噪音广泛存在于人类生存的环境中，虽然对人体生理的直接影响没有高频噪音那么明显，但是其对人体各器官均有不同程度的损伤，有时甚至会造成不可逆的损伤，比高频噪声更严重。但现在，这种低频噪音所产生的危害还没有得到人们的足够重视。

低频噪声对人体的危害包括听觉损害，噪声主要对内耳耳蜗基底部的毛细胞造成伤害，导致包括高频听力损伤、语频听力损伤等问题；另外，低频噪声还会对人体神经系统、循环系统、消化系统等造成不同程度的影响。

除此之外，由于低频噪音的声波穿透性较强，长期生活在此类环境中，对孕妇和胎儿的影响是最大的，可能会导致孕妇出现妊娠贫血、流产以及妊娠高血压等症状。对于胎儿来说，则可能导致胎儿发育异常，其中包括损害胎儿神经系统以及听觉系统等，这可能是由于噪声对胎儿正在发育的听觉系统有直接的抑制作用。

儿童发育尚未成熟，各组织器官十分娇嫩和脆弱，不论是体内的胎儿还是刚出生的孩子，噪声均可能会损伤其听觉器官，使其听力减退或丧失，增加新生儿聋哑的可能性。

城市中的低频噪音源主要有五大类：电梯、变压器、高楼中的水泵、中央空调（包括冷却塔）及交通噪声等。对于低频噪音的检测需要专业的声学仪器进行测试分析，然后根据监测的结果通过安装隔音窗来切断传播途径。除此之外，还可以从噪声源上进行控制，如通过在电梯轿厢、变电站上采取喷涂水性阻尼涂料的方式进行降噪处理，如果出现身体或听力受损的症状，要尽早到医院诊治。

在日常生活中，人们可以通过戴耳罩等方式来减少噪音对听力的伤害，对于已经听力受损的人来说，应尽量远离这些环境，同时定期检测听力情况。

很多妈妈不懂婴儿护肤

李正红｜北京协和医院儿科副主任医师

我国每年约有2000万新生儿来到这个世界，注重生活品质的80后家长们，对于孩子的皮肤护理尤为重视。但是，我国却有越来越多的婴儿存在一般或严重的皮肤问题，北京协和医院儿科副主任李正红说，这主要是因为新手妈妈对婴儿肌肤的基础护理存在误区。

“我曾经接诊过一个孩子，父母都是博士，但在宝宝的皮肤护理上却做得很不成熟。还没有给孩子擦干身体就急忙擦大量的痱子粉，结果导致痱子粉结块成痂，黏在孩子皮肤上，不但没有起到保护作用，反而造成更多的皮肤问题。”李医生告诉记者，面对孩子的皮肤问题时，家长们经常陷入两个极端，一种是不愿意用药，什么都用土办法解决；另外一种是出一点小问题都想用药物解决。正确的做法应该是药物和皮肤护理相结合，并且一定要遵照医嘱给宝宝用药，切不可随意增减药量。

很多家长怕孩子着凉，天热也不敢开空调。“夏天孩子容易出汗，如果皮肤无法保持干燥，容易引起痱子、湿疹等。”李医生指出，“可以打开其他房间的空调，让凉气进入，注意温度不要太低、不要对着孩子直吹。尤其是一些有湿疹的孩子，保持皮肤干爽非常重要。”

孩子皮肤护理最重要的就是保湿和防过敏。清洁皮肤要及时擦干，保持皮肤干爽，尤其是皮肤皱褶处。选择婴幼儿护肤品时首先要查看产品是否适用，、成分是否天然健康，先在孩子胳膊等小范围试用一下，查看是否会引起过敏。

此外，给孩子护肤是一项非常好的亲子活动。不仅保护孩子的皮肤，更可以向孩子传达爱意。李医生建议，妈妈们可以在给宝宝护理皮肤时做一些亲子游戏，比如洗澡时和孩子一起玩水、让孩子模仿动作等。

1岁以内就应带孩子看次牙

黎婷｜口腔医学博士、叶子口腔科普团队成员

一口珍珠小白牙，给孩子带来的好处远比你想象得要多。除了吃饭香香，还能帮孩子说话发音、帮恒牙提前“占位”，而且让孩子更有自信。怎么才能让牙齿不生病呢？关于孩子的牙齿保健，有个“1+1=0”的原则，即孩子长出第一颗牙齿时，就带他去看牙医，这样做就等于没有蛀牙。

孩子的小乳牙从萌出的那一刻起，就应注意清洁，否则就可能变成蛀牙。第一颗乳牙萌出一般都是在6个月到1岁之间。美国儿童牙医协会、美国牙医协会和美国儿科医生协会都一致推荐孩子第一次看牙医应该在1岁以内。

尽早看牙，儿童牙医可发现早期的蛀牙，给家长提供更多关于儿童口腔和面部发育的信息，从而决定是否需要添加氟等口腔保健预防处理。如果蛀牙没有被及时发现和治疗，将会导致牙齿感染和牙齿缺失，产生昂贵的紧急治疗和修复费用，孩子也非常遭罪。

除了让孩子少受罪，第一年就带孩子去看牙医还可以节省花费。《儿科学》杂志的一篇文章指出，与其他孩子相比，1岁以内就去看牙医的孩子在5岁之前可以节约40%左右的医疗费用。

孩子在1岁内就要开始接受正确的口腔保健，让其习惯家长的口腔护理操作，以后才更容易接受刷牙的习惯，同时能预防早期儿童蛀牙。

在家护理孩子小乳牙，家长最好能做到如下五点：

1.家长需要用纱布和清水来清洁孩子的牙床。

2.6个月以上的孩子如果饮水中的氟不够（少于0.3ppm），则需要使用氟添加剂。婴儿的氟添加剂可以帮助其减少约50%的蛀牙。

3.婴儿和年幼的孩子还会因为饮食习惯和儿童食品的偏好而引起蛀牙。在第一颗乳牙萌出之后应当避免奶睡。

4.当孩子接近1岁时，家长应该鼓励他们使用水杯喝水，在12~14个月不再使用奶瓶喂养。

5.乳牙需使用适合儿童年龄的牙刷和米粒大小氟牙膏，至少给孩子每天刷牙两次，使用一次牙线。

从白斑到蛀牙，仅一步之遥

张野｜儿童齿学博士、叶子口腔科普创始人

孩子两三岁的时候，有没有发现其牙齿上有白斑？

没留意？给孩子瞅瞅，很常见。

咋回事？又不是蛀牙，放任不管，等等看？

千万别，白斑是蛀牙出现前吹响的号角，大张旗鼓地宣告：我要来啦。

白斑咋来的？夜奶无数

突然发现孩子牙齿上出现了很多白斑，尤其是前面八颗牙，紧挨着牙龈，长了一圈，以前没有啊，到底怎么回事？

是因为孩子没有好好刷牙，因为夜奶无数，因为牙垢沉积在牙齿表面，牙齿表面珐琅质被牙垢中的细菌消化糖后排泄出来的酸溶解，发生脱矿反应，钙从牙齿中流失了，牙齿色泽就变成白粉笔色了。

没断奶时的奶睡，以及断奶后还养成睡前喝奶、喝完不刷牙的习惯，这类孩子都会形成牙齿白斑。此外，不好好刷牙去除牙垢，爱吃糖的孩子，或者不定期看牙医的人，也会出现白斑。

前牙白斑容易被发现，其实牙齿缝隙间如果不使用牙线，一样会脱矿，时间长了，牙齿开始表面缺损，就成为我们说的蛀牙。

已有白斑咋办？加护牙素

很多时候，当家长发现都为时已晚，咋办？倒也不用过于担心。因为白斑脱矿阶段的牙齿可以通过一些外来手段让牙齿表面再矿化，可以恢复健康，或者不再让其损伤继续进行下去，不发生不可逆的牙齿破坏性损伤。除了去医生那里定期涂氟的专业手段，其实自己在家给孩子操作也可以。

首先需要选择材料，那么选择什么呢？牙刷、牙线是必需的，还需要在使用含氟牙膏的同时，每天使用护牙素。

需要强调的是，选择牙膏护牙素之前需要确认孩子每天喝的水中氟的浓度是多少。超过2mg/L就容易发生氟中毒，那样的话就请选择无氟牙膏。对于8岁以下的孩子，需要想办法让其喝其他水源，也可以饮水使用加氟过滤器。

护牙素的功能是让牙齿强壮，让龋齿停止进展。护牙素不是牙膏，不能当成牙膏使用，因为里面没有研磨材料，需要使用牙膏刷牙，用完牙线搞后给牙齿涂抹或者刷一层。

龋齿严重的可以涂抹后不漱口，吐出后直接睡觉。常喝夜奶而已经有白斑的宝宝，可以喂奶后使用纱布擦干净其牙齿，再涂抹白斑部位。

已经出现龋齿端倪的，即使使用护牙素也不会再恢复原来的形状了，只有找医生补牙了。但护牙素可以让龋齿停止生长，或者减慢生长步伐，这是赢得时间的一个缓冲剂。归根结底一定要记住，定期看牙医才是最有效的保健牙齿方法，其他辅助工具方法都不能代替专业的牙科治疗！

保护呼吸道，关键在五步

殷勇｜上海交通大学医学院附属上海儿童医学中心呼吸科主任

我是一名儿科医生，专门治疗呼吸道疾病。在我所关注的儿童资料中，PM2.5每上升10（微克/每立方厘米），孩子患哮喘风险增加2%，患气管炎比例增加6%。目前儿童感冒、咳嗽、哮喘等呼吸道疾病颇为常见，糟糕的空气是导致儿童呼吸道疾病高发的直接原因。然而，保护孩子呼吸道也不是少出门、戴口罩这么简单，而是需要综合措施，可简单地总结为“动、穿、开、洗、戴”这5个关键词。

动：常跑常跳，体质好

对于小孩子来说，经常运动、锻炼是非常重要的，应尽可能让他们与大自然接触，比如日光浴、水浴等。根据孩子的年龄分阶段进行一些体育活动，可有效增强其免疫力和体质，自然也可防范外界细菌、病毒侵袭，呼吸道疾病随之减少。

穿：不出汗，手脚温热

很多家长给孩子穿衣服总是很纠结，既怕穿多又怕穿少，大多数情况是捂得比较严实。其实，家长往往是按自己的喜好、体验来给孩子穿衣，有时确实是过度保护。孩子到底穿多少衣服合适有个标准——不出汗，手脚温热就可以。一般来说，在成人穿衣基础上，如果外出，给孩子再加件外套即可。

开：雾霾天气少开窗

如果空气质量很好，大家应多开窗通风，碰到严重雾霾天则不建议开窗，这时可考虑用儿童专用空气净化器来改善局部空气质量，尤其家中有哮喘等呼吸道疾病的孩子。要强调的是，给孩子用的空气净化器应安全第一，比如有的空气净化器靠静电吸附，电压较高，孩子一旦触碰或摔倒后有触电风险。还有的会释放臭氧，这样反而会诱发哮喘。空气净化器放在房间中央，滤过的空气效率会更高，不要靠墙放着。

洗：勤洗手，有效防护

病从口入，呼吸道疾病不是单纯地从口鼻进入，有的时候是通过手之间互相传染，比如感冒后流鼻涕，很多孩子会用手来擦鼻子，这样就可能造成病菌通过手部接触相互传播、传染。所以，防治呼吸道疾病，家长一定要注意孩子的手部卫生，勤洗手是最简单的防护方式。

戴：6岁以下用棉口罩

给孩子戴口罩其实并不适合，原因是不透气、孩子戴着很不舒服，有时会有眩晕感，所以孩子戴的口罩特别是6岁以下孩子都推荐使用棉口罩，但这个棉口罩不防PM2.5，只能防一些大颗粒物质。

穿得过多，更容易感冒

黄洁｜湖南省儿童医院护士

一场场降雪过后，冬天真正来到了我们身边。可是，在这个“妈妈冷”的季节中，很多宝妈担心的抵抗力弱、自身御寒能力差，总觉得给穿得越多才越暖和，尤其是孩子感冒发热之后恨不得给他穿得越多越好。其实，妈妈冷可不一定代表孩子也冷。

孩子穿得越多，越容易感冒。许多妈妈可能不知道，孩子自身具有体温调节的能力。孩子爱跑来跑去、动来动去的，容易出汗。如果穿得太多，孩子出汗后，妈妈们又没有及时发现，冷风一吹，更容易受凉感冒。

穿得太多还会引起皮肤炎等疾病。孩子比较爱动，新陈代谢也比大人们旺盛，穿得太多容易让孩子出汗，皮肤油脂分泌，汗孔就会被堵塞，从而会引起湿疹、毛囊炎、脓疱疹等皮肤疾病。

穿多捂汗的做法也是错误的。感冒发热引起的发热需要进行物理降温，捂汗会使体内的热量无法散发出去，可能导致体温持续上升，甚至造成高热。短时间内大量出汗还可能导致孩子脱水、休克。

给孩子穿得太多，还会使孩子的泌尿生殖系统出问题。孩子穿得多，又爱运动，自然出汗多，小便量减少，尿液浓缩，就会增加对尿道口黏膜的刺激和损伤，易造成外阴炎或龟头炎。如果外清洁不佳，还可能造成泌尿系统感染。给孩子穿得太多还会使其不方便出去运动，运动量下降，久之导致运动神经迟缓，发育自然缓慢。适量的运动是保证孩子生长发育的一个关键因素。

对于孩子穿多少衣服，一些细节别忽视。家长可以时常关注孩子的袜子是不是干爽的，一旦出汗要及时更换，别让孩子长时间穿着潮湿的袜子玩。带孩子出门玩，要记得戴好帽子和围巾，方便热时脱、冷时戴。由于1岁以内的孩子还不能表达自己的需求，家长也可以常摸摸孩子的手心和后背，如果是暖和，就不用额外添加衣物。千万别让“妈妈冷”影响了孩子的健康。

防痱子，去热是关键

梁源｜北京儿童医院皮肤科副主任医师

痒啊痒，挠啊挠，这是很多孩子夏天的常见动作。孩子痒在身上，家长疼在心上，小小的痱子也成了大问题。那么，为什么痱子喜欢找孩子呢？怎样预防孩子长痱子？得了痱子之后又该怎么办？

长痱子："热"环境是诱因，过"热"护理不可取

孩子千万别冻着，这是很多家长的一致观点。所以很多家长认为夏天开空调对孩子皮肤不好。实际上气温保持在25~27℃，在比较凉爽的环境下，孩子出汗少，才不容易长痱子。

还有些家长喜欢给孩子用热水烫洗，这也不提倡，因为孩子本身皮肤屏障功能就没有成人那么完善，这时候如果用热水烫洗，不但容易诱发痱子，而且会引发皮炎、湿疹这种过敏性皮肤病。一般来说，洗澡的水温在34~36℃即可，洗澡的时间控制在5~10分钟，不要过热，也不要过久。

识痱子：白痱洗个澡，红痱防抓挠，痱毒看医生

痱子在临床上一般分为三型，根据汗管堵塞的部位，由浅到深，可以分为白痱、红痱，还有深痱。

新生儿宝宝的痱子一般是白痱，脑门长出清亮透明的小水疱，不痒，也没有其他症状，一旦环境凉爽，洗个温水澡之后就好了，家长不必到医院来。但如果在孩子易出汗的部位，如一些皮肤皱褶的部位，出现像针头大小的红色小丘疹，上面可见针尖大小的小水泡甚至小脓疱，这种就是红痱了。这种类型的痱子因为有炎症刺激，所以会比较痒。给孩子降降温再用些外用药基本可自愈。要注意的是，若因孩子搔抓出现红肿和局部发热，有疼痛表现并形成痱毒，就必须带孩子到医院就诊了。

防痱子：潮湿衣服及时换，擦粉前皮肤要擦干

雨季较潮湿，加上孩子爱活动，衣服常常会潮乎乎的，这时家长要及时给宝宝更换。换之前要先用干净的毛巾擦干身体，尤其注意脖子底下、腋窝、大腿根等皱褶部位。痱子粉一定要涂在干燥的皮肤表面才能起到预防作用。所以宝宝身上所有皱褶部位，在扑痱子粉之前需先用温水清洁，然后用干毛巾彻底擦干后再扑粉，以免痱子粉堵塞汗腺，加重痱子。

防腹泻，关键在洗手

都修波｜河南中医药大学第一附属医院儿科主任医师

很多家长可能不知道孩子的一些病是从手上来的。三四岁的孩子常常用手抓着饭菜往嘴里塞，更小一点的婴儿还会经常吃手。孩子常会用手摸摸这儿、摸摸那儿，可以说每天经手吃进嘴里很多细菌。

有研究表明，一只没有洗过的手带有4万~40万个细菌，其中包括痢疾杆菌、金黄色葡萄球菌、大肠杆菌等这些容易引起腹泻的菌种。可以想象，吃进去的细菌多了，自然就容易腹泻了。

作为儿科医生，我们常常会在门诊遇到腹泻的小宝宝。对每一个前来就诊的腹泻患儿，我都会反复跟家长强调洗手的重要性，指导正确洗手的方法。只要手部卫生护理好了，便能大大减少孩子接触细菌的概率，减少孩子腹泻。

家长们可千万别小看了洗手这样的小动作。根据研究显示，用流水洗手的话，可以洗掉手上80%的细菌；如果用洗手液洗，可以洗去手上99%的细菌。所以，认真帮孩子洗手这个小细节是日常生活中防止腹泻非常简单有效的一个办法。

但是很多家长还停留在表面形式上，有的只是简单用湿毛巾为孩子擦擦手，有的是胡乱地沾沾水或者随手拿湿巾擦一擦，香皂、洗手液一概不用。其实，这样洗了等于没洗，孩子吃饭的时候还是把细菌吃进肚子里了。

所以，今天就跟大家推荐一下正确有效的六步洗手法，教宝妈宝爸从小事做起，帮助孩子们建立起第一道防腹泻的屏障。

第一步，掌心相对，手指并拢相互摩擦。

第二步，手心对手背沿指缝相互摩擦，交换进行。

第三步，掌心相对，双手交叉沿指缝相互摩擦。

第四步，一手握另一手大拇指旋转搓擦，交换进行。

第五步，弯曲各手指关节，在另一掌心旋转搓擦，交换进行。

第六步，搓细手腕，交换进行。

洗手的时候尽量用流水清洗，适量使用香皂和洗手液会洗得更干净。当然，用完清洁产品之后一定要用清水冲洗干净。

其实，对于患腹泻的孩子，除了认真洗手这个细节外，中医认为治疗腹泻的关键还是调理脾胃，因为脾主运化水湿，平常家长可以熬一些山药粥、薏仁粥、莲子粥、扁豆粥给孩子喝，有营养又能健脾胃。孩子脾胃调理得棒棒的，自然就会少腹泻了。

有种腹泻叫乳糖不耐受

宁慧娟｜首都儿科研究所附属儿童医院消化科主治医师

母乳是孩子最好的食品，但有些孩子却一吃母乳就解稀便，这是怎么回事呢？其实很简单，这很可能是孩子的体内缺乏乳糖酶，对妈妈乳汁中的乳糖不能消化所致。医学上称这种情况为乳糖不耐受。

常见的乳品，如母乳、牛奶等中都含有一种叫乳糖的营养物质。它要在小肠中经乳糖酶水解消化成较小分子的葡萄糖和半乳糖才能穿过肠壁，进入血管中被人体吸收。但部分婴儿由于种种原因，如肠道细菌或病毒感染导致的急性腹泻等，损伤到孩子小肠上皮微绒毛，使体内的小肠黏膜无法产生足够的乳糖酶，乳糖就会从小肠直接转运到大肠，导致孩子在食入乳糖数小时内出现腹泻、腹胀、肠鸣、腹痛甚至呕吐等症状。有时候家长会发现患儿一把尿就排便，也都是这个原因。

乳糖不耐受导致的腹泻多见于6个月以下纯母乳喂养的孩子。这种腹泻的特点是：大便呈水便分离蛋花样，有时夹杂奶瓣与泡沫。但除了腹泻外，孩子没有其他异常情况，精神愉快、食欲正常、睡眠安稳，体重按正常速率增加，无脱水表现，大便化验也无异常。

说到这，有些家长可能要问了，既然这样是不是就不需要治疗了呢？其实不然，乳糖中含有人体骨骼、肌肉、器官、大脑等生长发育必不可少的微量元素，因乳糖不耐受而无法吸收奶中营养，长此以往，会使得孩子出现营养不良的症状。此外，乳糖在乳糖酶作用下形成的半乳糖是孩子大脑发育必不可少的物质，长期乳糖不耐受，将影响孩子大脑智力发育。

一般来讲，妈妈给孩子哺乳时，病情较轻者可采取少量多次的方法，一次不超过50毫升为宜。每天多喝几次，仍然可达到孩子必需的奶量。已添加辅食的孩子，可先由豆浆、酸奶等代替乳制品。如果如上方法效果不明显，可在奶前或奶中加服乳糖酶，或改用专业的低乳糖或无乳糖配方的“腹泻配方奶”。一般情况下，1~3周后，宝宝肠道中的乳糖酶就会逐渐增多，乳糖不耐受导致的腹泻症状自然也会消失了。

通通大便少生病

孟彪｜湖北省十堰市中医医院风湿科主任

现在的孩子，内热体质也就是上火的体质比较多。如果穿得过暖，吃得过饱，就极容易诱发各种疾病，如感冒、咳嗽、胃肠炎等。我常说，孩子生病是有先兆的，祛火通便是关键。

很多孩子在生病前或三天或五天就会出现一些症状，胃口不好、爱闹人、发脾气、夜卧不宁、蹬被子、咬牙说梦话、满床翻滚、口臭、大便干、小便黄、手心热、口唇红、舌红、苔黄厚腻……此时，如果能找中医开一些清热、祛火、消食的药吃一吃，或者服一点肥儿丸通一通大便，就会少生一次病。

家长请记住，若孩子没有内热，一般是不会感冒的。孩子的免疫功能虽弱，但对致病微生物的侵袭有足够的反应能力，他们有战胜致病微生物的能力。保护过度反而容易诱发疾病，比如，穿得太多太厚，捂出一身汗，小风一吹，就感冒了！

平时切记不要让孩子吃得太饱太好，避免脾胃负担过重。小儿脏腑娇嫩，消化吸收功能尚未健全。虽然发育旺盛，对营养物质需要迫切，但脾胃消化功能相对不足。若吃得过饱，使胃肠负担加重，消化功能紊乱，容易发生积食、腹痛，导致胃肠炎、消化不良等疾病。

凡事适度即可，本来家长是为了让孩子生长发育得更快更好，才不由地逼着孩子吃多吃好，可若因此而反复生病，不是反而耽误了生长发育么？要说现在这个时代，吃穿不缺，一两顿吃得少一些真不会把孩子饿病了，只会因为一口一口追着喂而喂出毛病来。

另外，多喝白开水、保持黏膜湿润也很重要，黏膜湿润了，才能发挥抵挡细菌的重要防线作用。各种油炸、熏烤、过甜的食品很容易引起内热蕴结，少吃或不吃为妙。

有些孩子会对水果过敏

许鹏飞｜中日友好医院儿科主任医师

冬天，除了尘螨、霉菌等常见过敏源外，还有些孩子是因为吃了冬枣、哈密瓜等水果。

前阵子，门诊就接诊了一个因对冬枣过敏而反复口腔溃疡的孩子。就诊时，家长说孩子口腔溃疡快一个多月了，反反复复。询问了孩子最近的饮食，我发现一个细节，当时正好冬枣上市，家长便经常买来给孩子吃，补充维生素C。于是我怀疑孩子可能是对冬枣过敏，让家长停止给孩子吃，过几天再来复查，果然口腔溃疡的情况好了许多。

“冬枣也会过敏？而且我们家孩子以前也吃过冬枣，为什么没有过敏呢？”家长有点疑惑。

没错，芒果、菠萝、猕猴桃等，是大家比较熟悉的致过敏水果。除此，还有一些不太常见的，比如冬枣、哈密瓜，甚至有的人会对栗子过敏，尤其是冬季，糖炒栗子到处都是，有些孩子吃了就会过敏。

另外，水果过敏也不是每次都会发生，过敏和人体的状态有很大关系。当人体压力大或者比较劳累、睡眠不好的时候才会发生。

对水果过敏的孩子，除了反复的口腔溃疡，常见表现还有固定位置的皮疹、皮肤干痒、反复咳嗽等。

最容易导致过敏的水果有哪些呢？浆果类最容易过敏，这类水果如葡萄、猕猴桃、桑葚、木瓜、杨桃、番石榴、柑橘、菠萝、无花果、石榴和草莓等。这类水果过敏的主要表现是过敏性唇炎和过敏性口腔炎，其次是过敏性胃肠炎。

另外，和湿疹及慢性荨麻疹密切相关的水果有苹果、香蕉、大枣。和紫外线过敏有关的蔬菜和水果有芹菜、莴苣、油菜、菠菜、韭菜、苋菜、小白菜、芥菜、香菜、苹果等。

小跟头摔出大伤害

高阳旭｜北京大学第一医院小儿外科主治医师
乐盛麟｜广东省妇幼保健院小儿外科主任医师

孩子跑跑跳跳、玩玩闹闹是天性，可是一不小心摔了个跟头，手里拿着的筷子、铅笔非常容易插入孩子的身体，造成眼睛、头部的伤害，后果不堪设想。

钥匙

有些家长为了防止孩子弄丢钥匙，会用绳子将钥匙绑在孩子的脖子上。结果孩子一不小心跌倒，钥匙就成了造成伤害的罪魁祸首。有的孩子拿着螺丝刀、铁丝等当作玩具，由于孩子幼小，走路不稳容易跌倒，结果这些金属插入了孩子的头部。

医生有话说：对于这种意外插入异物的孩子，家长千万别情急之下拔出异物。因为家长无法判断插入的位置及深度。如果插在头部、眼睛部位或是离主要血管较近的位置，擅自拔出易造成大出血。出现这种情况，家长要保持异物的位置不移动，保持稳定，可以尽量用无菌干净的物品覆盖在异物插入的位置，避免造成二次伤害，最好的办法就是及时将孩子送到医院请医生处理。

筷子

孩子在吃饭的时候往往手舞足蹈，手里拿着筷子、勺子摆弄玩耍，玩得开心兴奋了还会到处跑，妈妈奶奶常在后面追着喂饭。这一追不要紧，孩子一着急就容易摔倒，这些餐具很多是尖锐的，非常容易插入孩子的脸部。

医生有话说：孩子吃饭要尽量在餐桌前固定位置，不宜到处乱跑。一方面不利于养成好的吃饭习惯，影响营养摄入；另一方面就存在这种摔倒时插入异物的意外发生。

这些异物相对更容易插入眼睛、口腔等没有肌肉保护的部位，要格外引起家长的注意。异物插入身体，不管是哪个部位都是非常危险的。一方面是外伤引起的损伤，造成内部器官的伤害；还有就是这些异物上面往往携带很多细菌，容易引起感染。身体有伤口，细菌更容易进入。

糖葫芦

糖葫芦、冰棍、棒棒糖、羊肉串这些美味的食物是孩子们的最爱，但是吃完之后的竹签、木棍就成了危险的隐患。

医生有话说：家长给孩子买这些带竹签类的食物，尽量别让孩子自己拿着吃或是在公交车上食用，非常容易扎入口腔。吃的时候尽量横着拿、横向吃，最好是取下来食用。

另一种情况是孩子在跑，手里拿着没吃完的糖葫芦，一不小心摔倒，由于孩子本能会用手撑地，结果手里的竹签就插入了头部。所以，一旦孩子在吃这些带有竹签、木棍类的食物时，千万别追跑打闹。

延伸阅读

溺：防止儿童意外溺水，即使是家里的浴缸也要注意，不洗澡的时候别贮存太多水。

烫：油锅、开水要远离儿童，防止孩子因好奇乱摸乱碰造成伤害。洗澡水正确的倒水顺序为先冷水后热水，切忌颠倒。

尖：缝衣针、叉子、筷子、图钉，这些都不应该是孩子的玩具。

小：细小物品要做好整理、保管，防止孩子随手误食或塞进鼻子。喂食花生、瓜子格外谨慎。

清：去污剂、药品要标识清楚，避免孩子误食。

高：对于危险的装饰物件，要尽量放在高处，别让孩子轻易拿到。

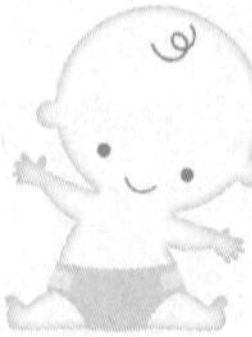

不是所有锻炼都能做

葛杰｜北京大学第三医院运动康复科治疗师

罗马尼亚有个五岁男孩秀肌肉的图片火了。不过，这看起来强壮又剽悍的“腱子肉”，锻炼起来却存在一定的风险。不光如此，还有其他一些大家习以为常的锻炼项目，其实也未必适合孩子。五月生长黄金期，锻炼长个儿是重要一招，哪些锻炼练了白练，还会带来健康风险？家长还需留个神儿。

练力量的热门项目：哑铃、举重

风险指数：★★★

风靡网络的这个肌肉男孩，据报道，他从两岁起开始每天上午随父亲去健身房锻炼，为增强臂力、胸肌和腹肌力量，他每天要进行2小时力量训练，包括举4千克重的哑铃、倒立、俯卧撑等，如今已经练出八块腹肌和二头肌，看起来结实无比。

其实，这种锻炼让孩子来承受，颇有非议。

儿童肌肉和骨骼、内脏功能、软组织等发育都不完善，骨密度很低，硬度也比较差。关节软骨很厚，关节囊和周围韧带都十分脆弱。力量练习不利于身高发育，长久锻炼，骨骼会变形，还会破坏骨骺结构，导致延迟愈合或者提前愈合，造成胳膊或腿一条长一条短。而且，力量型训练有时动作比较极端，而动作变形和肌肉力量不足是一切受伤的根源。

建议：此类训练在学龄前甚至少年时期应当谨慎选择，年龄越小越不该挑战。

练柔的热门项目：舞蹈、体操

风险指数：★★★

干脆利落的一个劈叉动作下去，韧带华丽丽地拉伤了。这是时常在诊室遇到的因为学舞蹈而出现的意外伤害。

为了让孩子身段挺拔、身姿柔美，如今很多家长早早给女儿报了舞蹈班，或者学体操，小小年纪便开始柔韧性练习。

但这类运动中都存在劈叉、拉韧带、下腰等项目，对娇小身体来说，暴力性太强，而且太快太猛的动作很容易拉伤韧带，甚至造成骨折。

门诊中曾见过有的孩子一个动作下去，下横叉下狠了，把股骨压折了。柔道项目也是如此，二人博弈总是左右摇摆甩身，对腰椎是很大考验。有些在柔道运动员身上比较高发的腰椎间盘突出，便与儿时长期锻炼不无相关。

建议：避免急于求成，掌握频率和强度，将这些锻炼当作游戏类练习，不必有过高要求和挑战，避免做些极限类动作，如劈叉、下腰、拉伸等。

♥ 练耐力的热门项目：长跑

风险指数：★★★

曾经有个家长颇引以为豪地跟我聊起，刚上一年级的女儿每天都跟爸爸去跑步。而且小姑娘特有耐性，很多次跑得大汗淋漓都咬牙坚持。孩子能吃苦，有韧性、有耐心，家长特别欣慰。但我听了，却忧心忡忡。

对于学龄儿童及其以下年龄段的孩子来说，并不适合长跑这种耐力型训练，因为孩子无论是神经系统还是内脏器官都没有完全成熟，非常娇弱。跑步所产生的持续冲击震动，会使正在发育的骨骼受到影响，对心脏系统也是很大挑战。而且，儿童的耐热、耐寒能力较差，天凉出汗后易感冒。

建议：跑步训练并非绝对禁止，运动时间不宜过长，运动量和强度不宜过大，家长不妨带孩子散步、短时间跑步、打球等，多种项目穿插进行也是不错的选择。

♥ 练对抗的热门项目：冰球、击剑

风险指数：★★

近来很多颇为高端的运动项目也在孩子们中流行开来，比如比较新潮的冰球、击剑等。这类运动比较激烈，对抗性强，身体接触多，尽管有些项目在参与时会穿戴厚重的防护器具，可以减少受伤风险。但孩子思维特征尚未定性，自身控制力比较差，动作把握不标准，很难做到收放自如，有可能出现搏击行为，造成自己和对方的损伤。

建议：给孩子选择体育项目前最好先做体质评估，选择适合儿童体质的运动课程，不要盲目跟风。最好选择协调发展各项素质的运动，而非单一强化的某项运动。

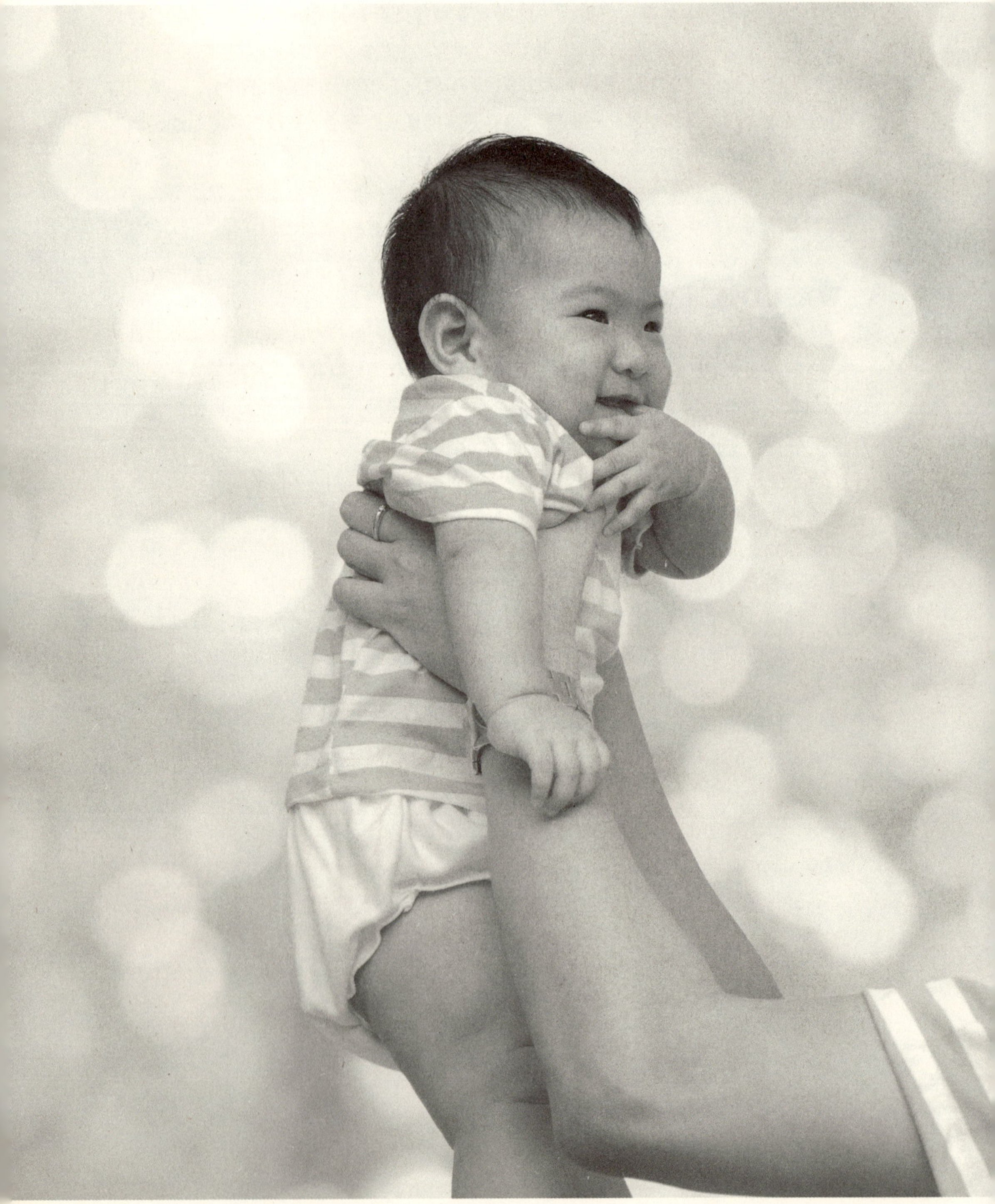

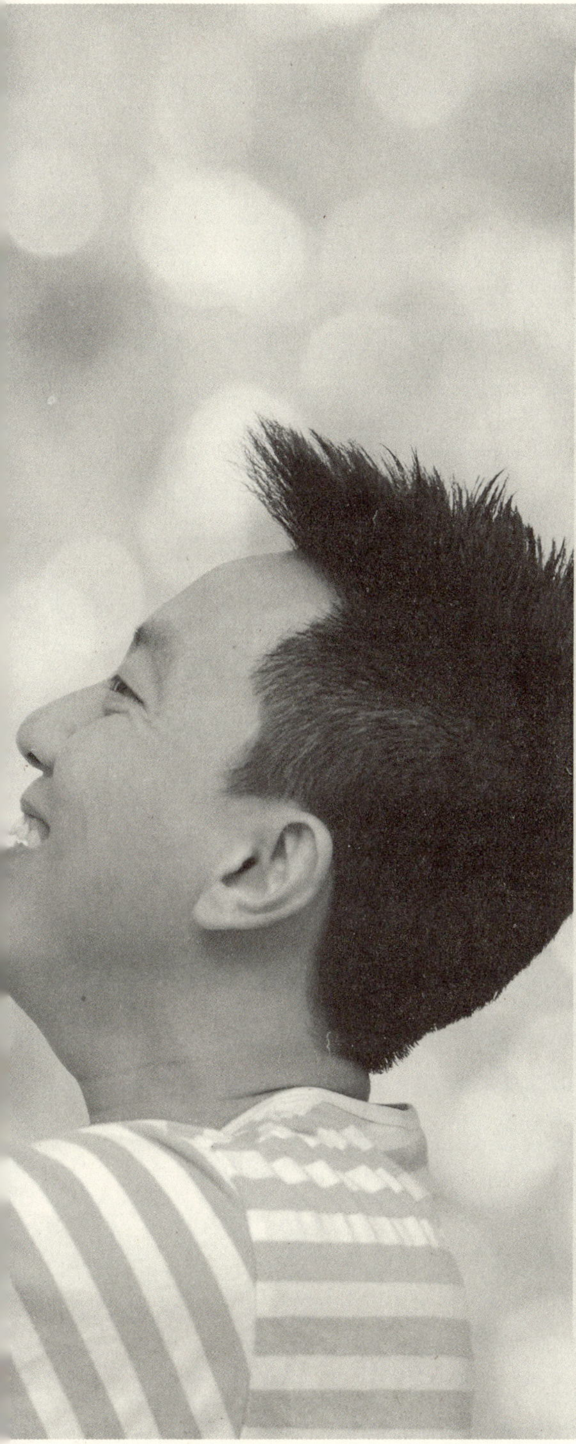

04

第四章

生病早知道，千万别耽误了宝宝

孩子往往不太会表达自己的感受，但是他们常常会因为身体里作祟的疾病而表现出一些奇怪的行为。对于平日里照顾孩子的家长们来说，要细心地观察、捕捉并读懂孩子提供的这些信号，诸如无故哭闹、眼屎多、挠耳朵……及早地采取正确的护理方法，及早地防止疾病的发生或恶化，从而及早地帮助孩子恢复健康。

甲减筛查别忽视

肖园｜上海交通大学医学院附属瑞金医院儿内科主治医师

提起宝宝第一次采血，很多妈妈印象深刻：孩子出生3天后，出院前，要采足跟血。对新生宝宝采集足跟血，其实是为了筛查一些先天性疾病，其中一项便是先天性甲状腺功能减退（简称“甲减”），又叫“呆小病”。如果没有得到及时治疗，跟同龄人比，孩子身高体重都偏低，且智力发育明显落后。而及早发现和干预，对孩子的影响就会减少很多。

初步判断：“三超”和“三少”。先天性甲状腺功能减退的孩子在新生儿期（生后28天）的典型表现有“三超”和“三少”：三超，即超过预产期才出生、体重超标的巨大儿和新生儿黄疸期延长；三少，即孩子动得少、吃得少、哭得少。

除此，还有便秘、脐疝、皮肤干燥及鼻梁低平等特征，但这些不具特异性。另外，由于妈妈的甲状腺激素可通过胎盘保护孩子，所以绝大多数患此病的孩子出生时并无明显异常，因此，筛查就很必要了。

报告解读：别看箭头看数值。筛查方法是，足月新生儿生72小时后至7天内，充分哺乳，足跟采血，滴于专用滤纸片上。当筛查出现异常时，一般在治疗前需再次采静脉血，进行详细的甲状腺功能检测。

当拿到检测报告后，可不能只根据化验单上简单的几个向下或向上的箭头来判定孩子是否健康，必须要看具体数值。这是因为绝大多数医院报告上所附的正常范围是成人参考值。不过，具体的数值代表的含义及应采取的应对措施，应由医生来判断。

如何治疗：吃药完全可以控制。孩子被确诊为甲减，家长也不必惊慌。因为，这些孩子完全可通过治疗获得和正常宝宝一样的生活。由于大部分患儿体内缺乏甲状腺素，因此只要服用左甲状腺素片就完全可以控制病情。对于小婴儿，服药时应把片剂压碎，以一小勺奶或水喂服，不能用奶瓶等大容器，避免药物剂量出现偏差。服药时应避免与豆奶、水果、钙片、铁剂、膳食纤维等同服，以免影响药物的吸收和利用。

如果经B超证实甲状腺发育不良或缺如，须终身服药。其他情况，一般3岁内不建议停药，过了3岁可试着停药1个月，复查甲状腺功能。如此时仍正常，为暂时性甲减，可停药，但须密切随访，部分人会重新出现甲减症状，需再次治疗。如果停药1个月就复发，也应终身用药。

常挠耳朵别大意

孔维佳｜武汉协和医院副院长、耳鼻喉科主任

肉肉的小手老时不时地挠耳朵，或者奶声奶气地哭诉，“妈妈，耳朵里有小虫虫！”，每每这时，家长歪着头，仔细看看耳道，没发现耳垢或其他异样，便轻松地忽略了这个问题，“没事儿，一会儿就好了。”千万别。一会儿真的好不了，因为这并非与耳垢或者“小虫虫”有关，而是中耳炎在作祟。

八成孩子三岁前都曾经历

中耳炎在幼童中发病频率仅次于感冒。世界卫生组织曾做过统计，80%左右的婴幼儿在3岁以前至少经历过一次耳内感染，其中近一半的孩子可能会感染3次以上。但很多情况下，这些感染都发生得悄无声息。孩子并无特别明显的不适，再加上孩子语言能力尚不足以表达身体的感受时，因此，便常用哭闹不安、搔抓耳朵、摇头等方式表达难受。

婴幼儿发生耳内感染主要原因在于他们的咽鼓管比较宽、短、平。感冒后，咽鼓管功能受到影响，使中耳分泌物引流不畅，鼻咽腔的细菌或分泌物就容易进入中耳，引起感染和炎症，久拖不治，听力受损，孩子总感冒，感冒不愈，鼻涕回流入耳，便埋下了中耳炎的祸根。

孩子如若患过一次中耳炎，极有可能在同一年中再次复发中耳炎，随后也可能演变成慢性中耳炎。慢性中耳炎与孩子今后的听力丧失、语言发展迟缓都有密切关系。慢性中耳炎病程通常都超过12周，此时中耳结构就会有不可逆的改变。中耳炎的并发症最常见的是脑膜炎，婴儿并发脑膜炎的可能性更大，家长要特别小心。中耳炎根据病情分为化脓性和非化脓性。化脓性中耳炎使孩子感到耳朵很疼痛，而非化脓性中耳炎并不让孩子感觉疼痛，而是感到耳朵内嗡嗡响，以听力下降为主要表现。因此，中耳炎，尤其是婴儿期中耳炎的诊断与治疗很重要。

感冒抓紧治，擤鼻涕要单侧来

各种中耳炎如果治疗不及时，或者治疗方法不恰当，都会造成孩子的听力下降。不过，大多数类型的中耳炎完全可以预防，生活中的预防措施是十分重要的。

比如，积极预防感冒或者尽可能缩短感冒周期是避免孩子患中耳炎的最佳措施。当孩子平卧吮奶时，或乳汁流出过急时，乳汁可以通过咽鼓管进入中耳，引起炎症。哺乳时应将孩子抱起，使其头部竖直；乳汁过多时要适当控制流出速度。

此外，孩子感冒流鼻涕时，不正确的擤鼻也会导致鼻涕逆流至耳道中。应该用手指按住一侧鼻孔，稍用力向外擤出对侧鼻孔的鼻涕，再用同法擤另一侧。如果鼻腔发堵，可先药物滴鼻，待鼻腔通气后再擤。

孩子行为怪，查查听力

张杰｜北京儿童医院耳鼻咽喉头颈外科主任医师

孩子往往不太会表达自己的感受，所以当耳朵难受或听力变差时，无法第一时间告诉家长，但他们常会因听力不好而表现出一些奇怪的行为。

横冲直撞，不听话

诊室里，医生刚给一个患儿看完病，准备叫下一个号。突然，诊室门就被撞开了，一个穿着玫红色羽绒服、看上去有五六岁的女孩冲了进来，家长紧跟后面，在撞倒两把椅子之后，女孩终于坐在了座位上。家长告诉医生，孩子的听力可能不太好。

“你叫什么名字？”医生握住一直在座位上动来动去的女孩的胳膊，用平时说话的音量问。女孩看了戴着口罩的医生几秒，没有任何反应。医生又提高音量问了两遍，女孩还是没回答，但有点坐不住了，扭头看妈妈。医生把她拉回来，更大声地问了一遍，“你叫什么名字？”女孩这才说出了自己的名字。

接下来，医生用相同的方法问了女孩的年龄，女孩在看不到医生的口型和面部表情的情况下，只能听清八九十分贝的声音。

专家提示：听力弱的孩子对周围的感知力比较差，因此有的孩子会表现为横冲直撞，或反应迟钝；有些听力弱或差的孩子在借助大人的眼神、口型和动作后，也能大体理解家长意图，家长在和孩子交流时也习惯了以丰富的肢体语言协助，而这很可能掩盖孩子的听力问题。

口齿不清，音准差

还是上面这个女孩。在她说自己名字时，医生没有听清，感觉女孩的发音咬字不是很清晰。

女孩的爸爸也问医生：“我女儿是不是有一点大舌头？”医生又大声问了女孩几个问题，仔细听了几句之后肯定地说，“这不是大舌头，口齿不清是因为她听不清。”

“孩子得通过听大人说话来学会说话，以她目前的听力来看，她平时其实听不太清楚你们说话的准确发音，都是凭借着自己的感觉来发音说话。”医生解释说。

专家提示：“孩子是自家的好”是家长本能的看法，但这种看法往往导致家长对孩子的一些“小毛病”视而不见，不愿相信孩子的缺陷，认为是孩子在卖萌，或者觉得“长大一点就会好的”。语言能力和听力水平密不可分，孩子出现口齿不清等症状时一定要先查查听力。

耳感异物，反应慢

“阿姨，我觉得耳朵里老有东西堵着，这几天感冒了，耳朵还有点病，鼻涕是黄色的。”一个八岁的男孩见到医生就打开了话匣子。“听力还是不太好，看电视要调很大声，跟他说话也得反应一会儿。”男孩的爸爸补充道。

“耳朵不舒服，那是因为你的鼓膜里有‘水儿’。”医生和男孩聊起来。“那我能不能把水儿磕出来啊？”男孩边说边把头歪向一边晃了几下。

“这些‘水儿’在你的鼓膜里，怎么磕出来啊？”医生跟大家解释，男孩患的是中耳积液，是中耳炎的症状之一。中耳炎引起咽鼓管阻塞，引起毛细血管扩张，血清渗出，中耳腔内积聚的渗出液就是鼓膜中的“水儿”了，只要做个小手术，把这些积液抽出来就能听清了。

都是耳屎惹的祸

刘建华｜北京中医药大学东直门医院耳鼻喉科主任

游泳是夏季里孩子们最喜欢的运动。可是，每每游完泳后，就有不少孩子嚷着耳朵病，被妈妈紧急送到医院救治。这多半是耳屎（医学上称作耵聍）作怪。

也许有人会问，我平时洗头、游泳，耳朵也会进水，侧侧头让水流出来就好了，怎么从来不觉得病呢？每个人的耳屎有多有少，有软有硬，不一定都会对耳朵造成伤害。若是耳屎较少、较软，通常就不会影响到听力，也不会有疼痛感。

虽然我们不提倡对孩子耳道内的耳屎做过多的清理，但如果耳屎分泌过多或外耳道狭窄，耳屎不易排出，逐渐结成硬块阻塞外耳道，就容易形成耵聍栓塞。不及时取出的话，耵聍栓塞会越来越大，越来越硬，压迫外耳道的皮肤。时间长了，就会导致外耳道皮肤糜烂、肿胀，甚至肉芽形成。在洗脸、洗澡或游泳时，耳朵进水，坚硬的耳屎潮化膨胀，就易引起耳痛、耳鸣甚至眩晕等问题。

耵聍栓塞若紧贴耳膜，也会引起压迫症状，如耳鸣、头晕，甚至引起反射性咳嗽、头痛等，严重的还会引发中耳炎、鼓膜穿孔。长时间的耵聍栓塞和感染会引起外耳道皮肤破坏、骨质吸收产生外耳道胆脂瘤，疼痛症状十分严重，这时需要住院手术治疗。

所以，分泌物比较多、代谢旺盛的人应该定期清理耳屎，具有这一特点的孩子更要特别小心。孩子的外耳道皮肤比较薄，皮下组织较少，紧贴软骨和软骨膜，且有极丰富的神经分支，更容易受到耳屎堵塞的刺激和伤害。

如果孩子耳朵内有较多耳屎堆积，妈妈最好带孩子去找医生来处理。较小的耳屎块，用镊子夹取即可；较大的耵聍栓塞，则需要用特制的耵聍钩来钩取；若钩取困难时，可以先滴入耵聍水，待耵聍软化后再行钩取或采用冲洗法。

当然，生活中，妈妈们并不是每次都会带着孩子到医院解决耳屎的问题。医生认为只要把握尺度，掏耳时不超过外耳道的1/3，动作轻柔缓慢，使用较钝的挖耳勺，应该还是比较安全的。但要注意掏耳之后的两三天内防止耳朵进水，毕竟掏耳多少有点损伤，泡水后容易引起发炎疼痛。

从蛛丝马迹诊断儿童神经疾病

高宝勤｜北京天坛医院儿科主任主任、医师

孩子的病不容易诊断，孩子的神经方面的病就更难判断，遗传带来神经方面的疑难杂症、多种疾病往往互相掩盖、儿童不擅表达等原因往往给神经科医生的诊断制造重重迷雾。给儿童诊断神经方面的疾病，除注重询问病史外，还要在家长都注意不到的细节里找线索，定病因。

幼儿智力倒退，警惕Rett综合征

门诊现场：一两岁时还会说话的小姑娘，3岁时一个字都不会说了，还总做奇怪的动作：站在墙角大喘气，两手还不停地绞来绞去，仿佛手里拿着什么东西。

临床解析：从孩子的发病年龄和症状来看，这个女孩很可能是Rett综合征。Rett综合征是一种遗传性疾病，但在孩子刚出生时，她的外貌及身体发育情况和普通孩子没有什么不同，直到两三岁才会出现一些症状，比如这个女孩的语言能力和智力都出现了倒退，并且走路不稳、喜欢靠墙站、双手总是做类似洗手帕的动作等症状。

目前来看，还没有发现这种病的明确病因，病情确诊需要运用基因检测，但即便通过检测确诊，这个病目前仍然没办法治疗，只能通过专门的康复机构让患儿的各项功能尽量得到保留。

孩子不停眨眼，当心眼睑肌阵挛

门诊现场：8岁的小江两三年来总出现频繁眨眼，心情好的时候症状就轻一点，要是生气或者受到什么刺激了，症状就严重点。看了好几家医院的眼科，都没查出来什么病。

临床解析：小江母亲带孩子查过眼科，没有倒睫等眼病，我判断孩子很可能是“眼睑肌阵挛癫痫”。

癫痫是大脑神经元突发性的超同步异常放电导致，因此面部肌肉神经的异常也会导致面部或者眼部的痉挛。患者目前只在眼部发生痉挛，并不意味着病情不严重，和常见的癫痫一样，眼睑肌痉挛癫痫患者也随时可能出现大抽搐，导致窒息等后果。

患者已经出现症状两三年才来神经科做检查是很危险的，因此建议家长，一旦孩子出现不停眨眼的症状，排除眼病及眼面部神经、肌肉疾病后，要尽快到神经科检查，千万不要拖延。

身上遍布“怪斑”，应该查查神经系统

门诊现场：带外地口音的父母带儿子来到高主任诊室就诊，男孩几年前从房顶上摔下来后，就经常在睡梦中大叫、哭闹，核磁共振、CT都做过，但就是没法确诊是什么病。

临床解析：孩子智力检验正常，也无癫痫家族史，一时难住了我。但后来看到孩子背部有不少牛奶咖啡斑，初步判断孩子是神经外胚层发育异常，需进行更详细的辅助检查、诊断。

神经发育异常为何会反映在皮肤上呢？这是因为人体胚胎从3个月开始，分化为三个胚层：内胚层发育成人的内脏，中胚层发育成人的骨骼和肌肉，外胚层会发育成人的皮肤和神经系统，因此很多神经系统的先天性疾病会在皮肤上体现。如果孩子身上有牛奶咖啡斑、色素脱失斑、腋下雀斑、皮脂腺瘤等，要警惕是否存在神经系统异常。

经常头痛恶心，或是Chiari畸形

门诊现场：10岁的女孩昕昕近两年总是头晕恶心，吃不下饭，两只胳膊也没劲儿，有时甚至还会出现视力模糊的症状。昕昕家长只好来医院求助神经科医生。

临床解析：昕昕小脑下面中间有一个圆形的部分，长得比正常孩子靠下，这部分叫小脑扁桃体，没有太多重要功能，但如果小脑扁桃体太靠下，很容易引起脑积水，造成脑内颅压升高。对儿童来说，颅压高很可能出现头痛、恶心、呕吐和动眼障碍等症状。

这种情况其实有个名词叫Amold-Chiari畸形或者小脑扁桃体下移畸形，目前比较有效的方法是手术治疗。颅后窝充分减压术和脑脊液分流术是比较常用的手术方法，患者一旦出现梗阻性脑积水或颅压增高、呼吸暂停、小脑功能障碍等均应手术治疗。

很多神经内科的疾病，比如Rett综合征等，目前还没有彻底治愈的方法，只能尽量控制病情发展，或者选择康复治疗。

对家长来说，就算孩子一辈子都没有希望恢复了，他们也会想尽办法坚持治疗。只要还有没尝试的办法，他们都会带着孩子去尝试，这是家长的天性，也是医生的天性……

流鼻涕超10天，去五官科查查

许政敏｜复旦大学附属儿科医院耳鼻咽喉科主任，教授
陆权｜上海市儿童医院小儿呼吸科主任医师、教授

时值寒冬，孩子特别容易感冒。儿科专家提醒，如果出现鼻塞或者流脓鼻涕，发病超过10天以上无症状改善，建议去五官科查查，尤其是黄脓涕不断，应该警惕急性鼻-鼻窦炎的可能性。

和成人比，孩子更易发生急性感染性鼻-鼻窦炎，主要是因孩子鼻窦开口大，抵抗力较低，感冒后常用不干净的手抠鼻，所以鼻部很容易受到病毒、细菌的侵袭而引起鼻窦感染。”

孩子急性感染性鼻-鼻窦炎症状与感冒症状极为相似，多表现为鼻塞、黏（脓）性鼻涕、面部疼痛或头痛，鼻涕多时还可经鼻腔后部流到口腔内而引发咳嗽，严重时甚至伴有发热，且年龄越小，全身症状越明显，这也是此病易被家长忽视的主要原因。

和大多数感冒一样，病毒性鼻-鼻窦炎可以在1周内好转，但如果是细菌性的，可就不同了。后者会持续更长时间，一般会超过10天。

小儿急性鼻-鼻窦炎对孩子危害很大，不仅鼻塞、咳嗽、发热，还可能导致下呼吸道感染，引发肺炎、支气管炎等，严重者有可能蔓延到眼眶，甚至颅内。孩子一旦患上急性鼻-鼻窦炎，睡不好，无法学习，脾气很暴躁。其实发生这种情况，只需要想到鼻炎、鼻窦炎可能，去小儿五官科做个鼻镜检查就知道了。”

眼屎多，不一定是上火

张燕｜北京儿童医院眼科主治医师

经常有家长抱着小宝贝急切地问：“孩子总是出眼屎、泪汪汪的，是不是上火啊？我们经常给孩子喝水，也不见好转。”人们常将有眼屎和上火联系起来，但是对于小孩子来说，反反复复出眼屎可能另有原因。

最常见的原因就是先天性泪道阻塞造成的泪囊炎。正常情况下，泪液从泪腺分泌出来后，可以保持眼球湿润，多余的泪液会经过鼻泪管流入鼻腔。当人哭的时候，眼泪鼻涕都流出来，就是人们常说的“一把鼻涕一把泪”。

刚出生的孩子泪腺没有发育完善，哭时没有泪，无从观察泪道是否通畅。一般在出生后3~4周，如果孩子不哭时眼睛也是水汪汪的，特别是一只眼睛有眼泪，一只眼睛没有，那家长就要警惕这个问题了。尽早带孩子到医院检查流泪的原因，进行泪道冲洗就可以确诊了。

当然，孩子出现以上症状，家长先不要着急。一般满月后的宝宝，可以带到医院进行泪道冲洗，确诊后，在医师的指导下上药，进行局部按摩，一部分孩子就可以治愈。

即使保守治疗失败，等孩子5~6个月时做一个小小的泪道插管手术也可以使大部分泪道阻塞症状消失。我们儿童医院经常接诊泪道阻塞的孩子，遗憾的是总有部分孩子直到出现严重泪囊炎时才来医院就诊，所以各位家长如果发现宝宝经常流泪、出眼屎，切莫当成上火而延误病情。

不可爱的“颜色病”

王伟｜东南大学附属中大医院儿科副主任医师
杨利｜江西省儿童医院内分泌科主任医师、副教授

紫癜：不要吃味儿过重的菜

怎么紫：一般过敏性紫癜初期常有肚子痛、便血等症状，而且常常是一过性的，但是严重时就可引发关节活动的受限，若不及时进行治疗，2周后就可能呈现血尿等肝脏受损的症状，从而引发紫癜性肾炎.所以过敏性紫癜是很容易被误诊的。

为何紫：过敏性紫癜发病没有明显的年龄界定，一般孩子发病较多，季节性也较为明显，发病原因不明，最为常见的是在发病之前有感染病史，尤其是病毒感染后自身免疫功能紊乱所引起的。

不要紫：春夏季节人们爱尝鲜，但像马兰头、春笋以及味道特别浓郁的野菜都不适合过敏体质的孩子吃，一旦吃了以后，孩子喊肚子痛或者出现喘、身上出疹子、关节肿痛等症状要立刻带到医院就诊，防止病情加重。另外，孩子在日常的生活中，要特别注意预防高热，避开过敏源，内衣尽量要穿全棉的。

黄疸：观察膝盖下的颜色

怎么黄：正常新生儿出生后2～3天即有黄疸出现，4~5天会达到高峰，脸上和身上都轻轻泛着黄色，大约1个星期就能自动消退。这些属于生理性黄疸，家长大可放心。也有的宝宝黄疸很轻微，不仔细看都看不出来。

为何黄：在胎龄12周时，羊水中已有胆红素。在孩子出生后，新生儿必须自己处理血红蛋白的代谢产物——未结合胆红素，随后就发生新生儿生理性黄疸。

不要黄：如果2周后黄疸仍然不退，特别是孩子膝盖以下的皮肤还是黄色的，就要及时去医院检查。另外，如果新生儿黄疸很严重且持续不退，还有嗜睡、吮奶无力、肌肉呈瘫痪状等神经症状，也要警惕血中的胆红素进入了大脑，与脑组织结合，严重损伤脑神经。若孩子一出生即有黄疸，口唇黏膜却很苍白，呼吸心跳都特别急促，就要警惕母子血液不合引起的新生儿溶血症，需要急救。

黑棘皮病：抽查小胖墩的脖子

怎么黑：有些胖宝宝脖子、腋下、腹股沟、肘窝等易磨损部位，会有一些怎么也洗不掉的“黑泥”，他们可能得了黑棘皮病。这些皮肤不但变黑，而且变得粗糙，且增厚，家长常误以为是皮肤晒黑或没洗净造成的。

为何黑：肥胖儿游离脂肪酸增高，导致高胰岛素血症。出现血糖异常增高，需要β细胞分泌和释放更多的胰岛素，从而过度刺激棘层细胞和（或）成纤维细胞过度增长，产生黑棘皮。儿童黑棘皮病与肥胖、高胰岛素血症、胰岛素抵抗密切相关，是儿童2型糖尿病的前期病变。

不要黑：如果孩子本身就比较胖，同时又有黑棘皮病的表现，家长应该及时带孩子去有小儿内分泌专科的医院就诊。平时饮食上要注意控制热量，合理饮食，适当给孩子吃点粗粮。运动是必不可少的，如果能请医生制定个体化的运动方案则更有效果。同时别忘了定期去小儿内分泌专科门诊随诊。

这些现象不一定是缺钙

杨淑霞｜北京大学第一医院皮肤科副主任医师

枕秃

伴随手足抽搐等症状才是真缺钙　妈妈们经常会发现宝宝的后脑勺部位有一圈头发稀少的部分，担心是不是由于宝宝缺钙而导致的“钙圈”。

专家解析：小儿枕秃与缺钙并没有直接关系，而与婴儿毛发生长的节律有关。人头发的生长是周期性的，分为生长期、退行期和休止期。胎儿的毛发生长周期是同步的，也就是某一部位的头发同时生长、同时脱落；出生后，毛发周期逐渐变得不同步起来，任何一根毛囊的生长阶段均不同于其他毛囊。新生儿处于这种转变之中，枕部毛囊同时进入休止期，故而出现暂时性枕部毛发稀疏。

大多数孩子都会出现枕秃现象，有的出现得早一些，有的则相对较晚。如果孩子真的缺钙，会伴随其他症状，比如易受惊吓、手足抽搐等。所以，若不好判断，家长可带孩子先去医院检查一下，千万不要看到枕秃就盲目认为孩子补钙。

指甲白斑

有些宝宝的指甲一直长不硬，而且很薄、很容易断，妈妈们很担心是缺钙导致的。其实，只是甲母质受了点伤 。

专家解析：人的指甲和骨头不一样，指甲的好坏与钙无关。光凭孩子的指甲，并不能判断是否缺钙，要到医院检查一下微量元素才能确定。如果孩子的成长发育正常，营养也跟得上，指甲慢慢就会随着年龄的增长而像大人的指甲一样变厚变硬。

还有的孩子指甲上面出现小白点，家长也会担心是不是缺钙或者孩子体内有寄生虫。其实，这种小白点叫作“点状白甲”，与甲母质创伤有关。宝宝喜欢抓抓这儿、碰碰那儿，用手触碰东西玩耍，经常或多或少造成指甲的甲母质创伤，影响甲母质的正常分化，会出现点状的角化不全，从而造成指甲上面出现“小白点”。

湿疹

湿疹是宝宝常出现的一种皮肤病，许多妈妈以为这是由于缺钙引起的。

专家解析：小儿湿疹是一种与过敏相关的具有遗传易感性的疾病，病因要根据具体情况具体分析。有些湿疹不仅不是因为缺钙导致的，反而和缺锌有关，例如肠源性肢端皮炎。切不可盲目补钙。

小提示

如果孩子仅是枕秃而没有别的症状，根本不需验血、拍片、查骨密度。除非是早产、低出生体重的孩子，1岁前母乳和配方奶粉基本能满足孩子钙的需求。正常孩子生后几天开始每天补充400IU的维生素D，1岁后多喝牛奶等钙含量高的饮食就可预防佝偻病。

扩展阅读

枕秃就是正常脱发

裴洪岗｜深圳市儿童医院原小儿外科副主任医师

很多家长可能知道枕秃不一定是缺钙，却禁不住身边人的“指点”或医生的说法，迷迷糊糊就给孩子补钙，其实，枕秃就是正常的换发现象。

那为啥只掉后脑勺这块儿呢？在动物界，毛发生长是有周期的，在冬天，毛发持续生长；而到了夏天，毛发就停止生长而进入休止期，接着开始脱发，长新发。宫内的胎儿也存在这种现象。

在孕20周，胎儿头皮上出现毛发，这些是无髓的胎发，在胎龄约5个月时，额骨和顶骨的胎发从生长期进入休止期，而枕部的胎发却没进入这个周期。额顶部的胎发在胎龄7~8个月时脱落，然后开始长新发。而枕部的胎发却一直保留到临产期才进入休止期，然后在生后8~12周开始脱落，这恰好和枕秃主要出现在2~3个月的孩子相吻合。

而出生后孩子因为睡眠时间较多，枕部的摩擦不可避免，正好加速了枕部胎发的脱落，所以出现了枕秃。所以，枕秃是孩子换发导致的生理现象，而不是什么疾病。

那枕秃和什么有关呢？2011年，韩国一篇文章对193个孩子进行统计，枕秃的孩子约20.2%，分析并没发现枕秃和睡姿的关系，而发现和母亲的分娩年龄、分娩方式和胎龄有关。母亲分娩年龄超过35岁、剖腹产、胎龄超37周的孩子，出现枕秃的比例高。

孩子无故哭闹，或是肠绞痛

胡波｜陆军总医院附属八一儿童医院内科副主任医师

每个新妈妈都希望拥有一个小天使：乖乖的，不哭不闹，爱吃爱睡。但现实却是，有的孩子就像爱哭鬼，哭闹起来，让人抓狂。而当孩子的哭闹看上去似乎没缘由时，妈妈们就会更担心了：孩子是不是哪里不舒服？经历了一次次孩子无故哭闹，几近崩溃，最后发现，竟是不起眼的肠痉挛惹的祸。

有个小女孩大概从出了月子开始，每天都要来一场琼瑶式的哭闹独角戏：开始时，她紧闭双眼，小脸憋红，攥紧的小拳头胡乱挥舞，两条小腿使劲向肚子方向蜷缩。接下来，便是家长轮番安抚，但再多的安慰，她也充耳不闻。

时间久了，家长也发现了规律。孩子这种不明原因的哭闹一般都发生在夜晚，家长即将入睡，她却精神起来，抱着她满屋子溜达也无法平复。好几次，她都哭得歇斯底里，像是要背过气去，吓得家人乱作一团。

一天晚上，宝贝又开始哭闹。束手无策的家长立刻将孩子送往医院。到了医院，接诊医生摁了摁宝贝的肚子，还在哼唧哭闹的她放了个响亮的大屁，之后，面部表情开始舒展，整个人舒服多了。医生还在给她继续做检查，她却呼呼地睡着了。

这个症状应该是婴儿肠绞痛，多见于刚出生的婴儿，一般到4个月左右症状会缓解，有些宝宝甚至到6个月才能缓解。出现这种情况多是因为婴儿的肠壁神经发育不完善，易出现肠道蠕动不规则，发生痉挛。最好的应对方法是，常给婴儿做腹部按摩，必要时，适量补充益生菌类制剂，试着采取俯卧或侧卧位等让孩子舒服的体位。按这种办法给孩子做护理，到3个月大时，孩子基本不再出现严重的哭闹了。

肠绞痛是婴儿常出现的身体不适，表现为每天都在相对固定时间段哭闹，无其他明显不适，持续数小时后可自行缓解，不影响食欲和体重增长。这是因为婴儿的肠壁神经发育不完善，当受到一些刺激时，肠胃就会蠕动过强或失去规律，引起痉挛和疼痛。

判断孩子是不是肠绞痛，先要观察孩子哭闹的次数，是不是每天都有哭闹，家长还应留意出现这种状况有没有什么诱因，如是不是奶水温度没掌握好，孩子吞咽时是否太大口，以致吃进较多空气等。

肠绞痛并不是一种病，只是一种表现，只要婴儿吃喝没大问题，体重增长正常，家长不必过于紧张。平时注意奶水温度，每次哺喂后给他拍嗝，常做腹部按摩，促进肠胃蠕动。如果情况严重，可适当补益生菌。

婴儿不明原因地哭闹还有一些情况需鉴别，如乳糖不耐受和牛奶蛋白过敏，他不是单纯绞痛，有的还伴腹泻，大便可有异常。乳糖不耐受的孩子在吃过母乳后哭闹较严重，这种情况要进行实验性的治疗。

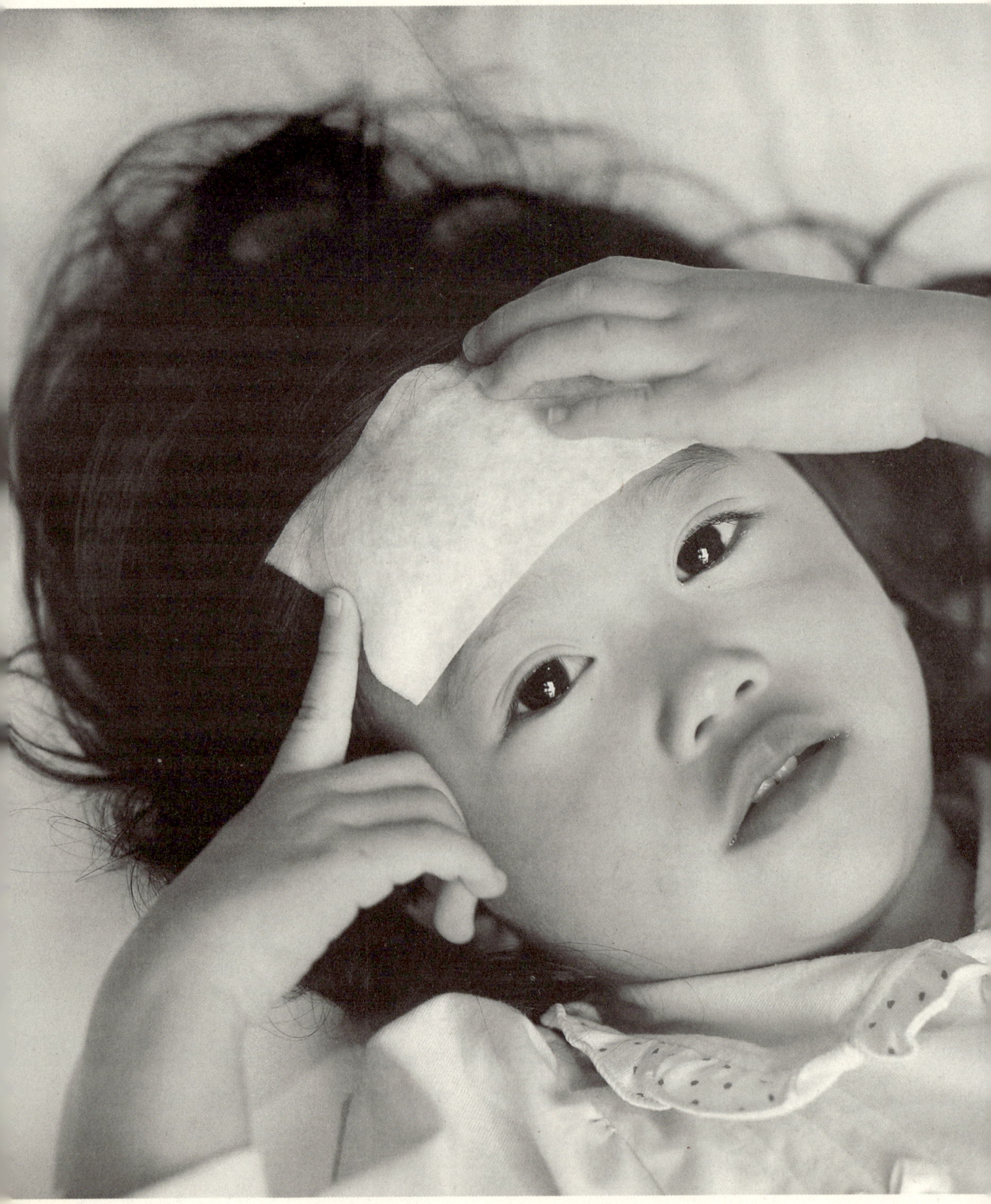

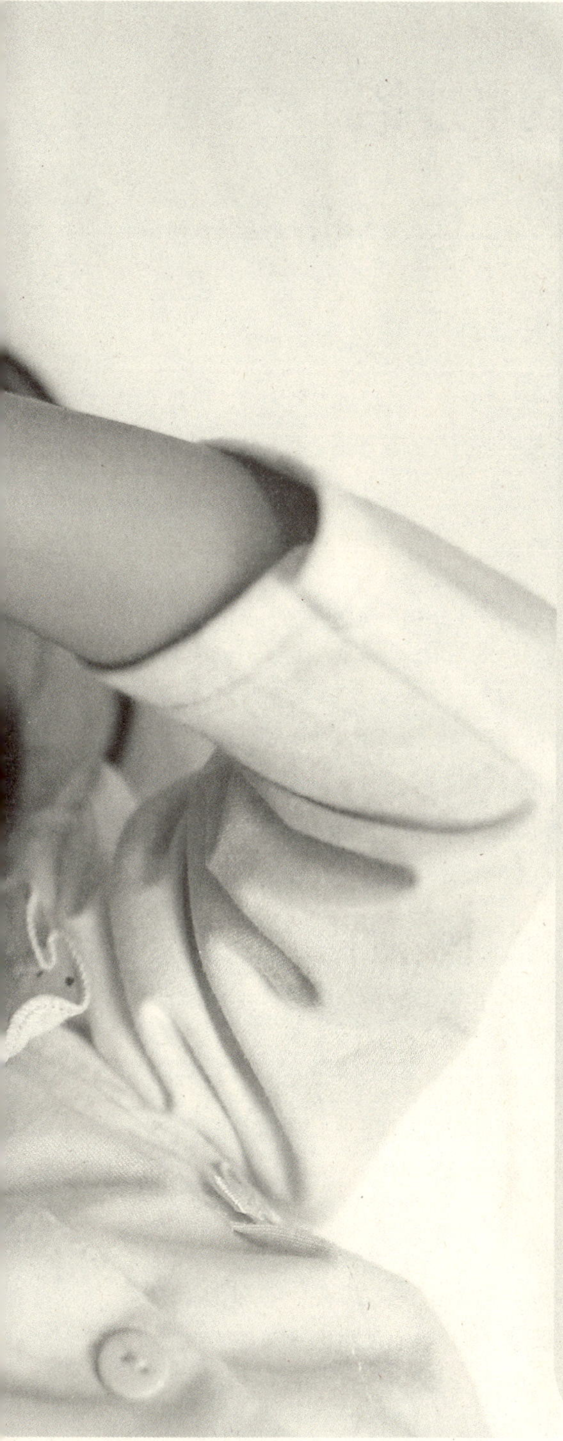

05

第五章

宝宝常见病，医生教你这样防治

感冒、发热、咳嗽、过敏……相较于成人而言，更愿意去侵扰身体免疫力差的孩子。如何让孩子少生病、不生病，如何在孩子生病时更科学、有效地处理，是每一位家长始终关心和学习的课题。如果家长们能学到些好用的护理妙招，拥有一套防治儿童常见病的攻略，那么孩子就能更快地恢复健康，过得更舒服。

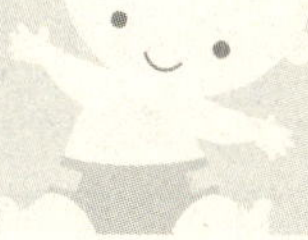

实用的感冒护理妙招

余高妍｜原上海市儿童保健所儿科主治医师

又到感冒高发季，十个孩子九个咳，还有一个鼻涕虫。感冒虽不是大病，但鼻塞、咽痛等症状的确会让孩子很难受，如果家长能学些好用的护理招，就能让孩子舒服些。

夜间咳：睡前喝一勺蜂蜜

咳嗽其实是一种自我保护机制，所以，通常我们不主张给小宝宝药物镇咳。轻微咳嗽时，家长可多给孩子拍背，有助排痰。小宝宝通常还不会把痰咳出来，吞咽下去的痰可经消化道通过大便排出。

有些孩子夜间咳嗽厉害，是因为睡觉时鼻涕流到咽喉后部，可刺激引发咳嗽，或加重咳嗽。有研究表明，睡前喝一勺蜂蜜可有效减轻咳嗽症状且有助睡眠，不过，蜂蜜可能诱发过敏，1周岁以内的宝宝慎用；也可尝试将头部方向的床垫抬高成一个倾斜的角度，能缓解咳嗽。

鼻涕虫：一擦二捂三抹油

流鼻涕也让很多孩子不舒服，除了憋得难受，就是擦鼻涕引起的不适。我的建议是，一擦二捂三抹油。

孩子皮肤很娇嫩，即使用柔软的手帕轻轻擦，擦拭多次也会令孩子不舒服，可在擦拭后用湿毛巾轻捂一下，再涂点润肤乳，防止皮肤皴裂而引发疼痛。用橄榄油等油脂薄薄地涂抹在清洁后的鼻腔内黏膜，可以减少分泌物分泌。

嗓子痛：少量多次吃流食

当孩子咽喉疼痛时，不能指望他会和平时有一样好的胃口，最好的解决办法是止痛和吃流食。如果任由孩子哭泣，那么咽喉肿痛会更加严重，所以必须尽量让孩子安静下来。

不要给孩子吃任何刺激性食物，包括过咸、过酸、过甜的食物及冷饮，尝试清淡流质或半流质饮食，减量多次喂。

适合孕妇、儿童的感冒药

秦玉花｜河南省人民医院药学部主任
陈献亮｜河南省人民医院呼吸内科主任医师

感冒是冬季的常见病，对于一般人来说吃吃药就好了，但对孕妇来说却如临大敌，生怕吃感冒药会影响到腹中的胎儿。

在这里推荐一服中药——抗毒合剂，这是河南省人民医院的院内制剂。“抗毒合剂主要是由大青叶、金银花、连翘等十几味中药组成，相当于十几位大将强强联手，具有很强的清热解毒作用，再顽固的病毒性感冒都能够轻松地对付。”

提起它的药效，还有一个故事。前卫生部部长陈敏章来河南视察的时候得了感冒，用了抗毒合剂之后就感觉特别好。由于是纯中药制剂，成分安全，已在临床使用50多年，几乎没有副作用，口感不会很苦，所以也很适合儿童使用。一般来说，感冒初期每日早晚各一次，每次50毫升的剂量，就有很好的疗效，2~3天即可痊愈。若是在感冒中期或后期服用，可改为一日三次（早中晚各一次），每次20毫升，儿童可以适当减量。

饭前饭后服用均可，而且服药期间也不需要忌口，但需要注意的是，抗毒合剂药性寒凉，腹泻、体质偏寒的患者尽量不要使用。

若是服用此药不方便，或是不想服药的孕妇，有个泡脚方也很不错，方法不复杂，特别适合家庭调理使用。

取生姜适量，洗净后，用刀背拍碎，切断，放入砂锅中，加适量清水煮沸，转小火再煮15分钟，连生姜一同倒入泡脚盆中，加入热水，以水没过脚脖子为度；放入双脚泡30~45分钟，擦干双脚即可，期间也可以频频加入热水。可起到温经散寒、治疗感冒的作用。

需注意的是，泡完脚以后，最好再盖上棉被，以防止发汗后再次着凉。

妈妈关心的感冒用药

张琬迎｜北京儿童医院主管药师

对小宝宝来说，感冒（急性上呼吸道感染）是最常见的疾病，而感冒后是否用药、怎么安全用药，是妈妈们最关心的问题。

剂型

在小儿感冒药中，有一类是泡腾片。这是近年来国外开发应用的一种新型片剂，它与普通片剂的不同之处，在于它含有泡腾崩解剂，入水后，在泡腾崩解剂的作用下，即刻产生大量气泡（二氧化碳），使片剂迅速崩解和溶化。因便于保存和携带、服用方便、起效迅速，特别适用于儿童、老人及服药丸困难的患者。

家长切记，泡腾片千万不能给孩子直接口服。这类药片在化解时需要大量水，且同时产生大量二氧化碳，如直接口服，药片进入喉咙，会将周围的水分都吸收过来，再产生二氧化碳，易导致儿童窒息。2007年年底，就曾发生过一个悲剧，一岁半的孩子感冒后，医院给开了泡腾片，母亲只看到药瓶上贴的“口服”提示，而没有仔细阅读说明书，于是给孩子口服，结果造成孩子因脑部缺氧时间过长，抢救无效死亡。

年龄

“孩子感冒了，不想去医院折腾，去药店买个小药吃吃吧”是很多家长的普遍想法。然而，美国FDA明确规定：禁止将抗感冒与止咳非处方药用于2岁或以下婴幼儿，并建议6岁或以下的小儿也勿使用，6岁至11岁儿童慎用。

儿童有别于成人，其器官功能尚未发育完全，肝脏解毒和肾脏排泄等功能较弱，因此对药物的耐受性差，若用药不当，易引起不良反应甚至造成严重危害。特别是两岁以下婴幼儿用药宜慎重，孩子感冒了，最好在医生指导下用药。此外，应切忌重复给药或任意增加给药次数及每次药量。

类别：退热认准这些药

孩子感冒后往往伴随发热。对于退热药，目前世界卫生组织（WHO）仅推荐两种药作为安全有效的退热药在儿科使用，即布洛芬和对乙酰氨基酚，家长在用药前，可仔细阅读说明书是否为这两种药物。

具体用药量和用药方法应在医生指导下进行。如果是严重持续性高热，可用退热剂交替使用方。同时进行物理降温，将患儿包裹及衣物打开，给他多喝温开水，泡温水浴（30~40℃水温），清淡饮食。家长保持平静、勿惊慌，若孩子出现高热惊厥、精神不好或呕吐加重等症状，立即带孩子到就近正规医疗机构就诊。

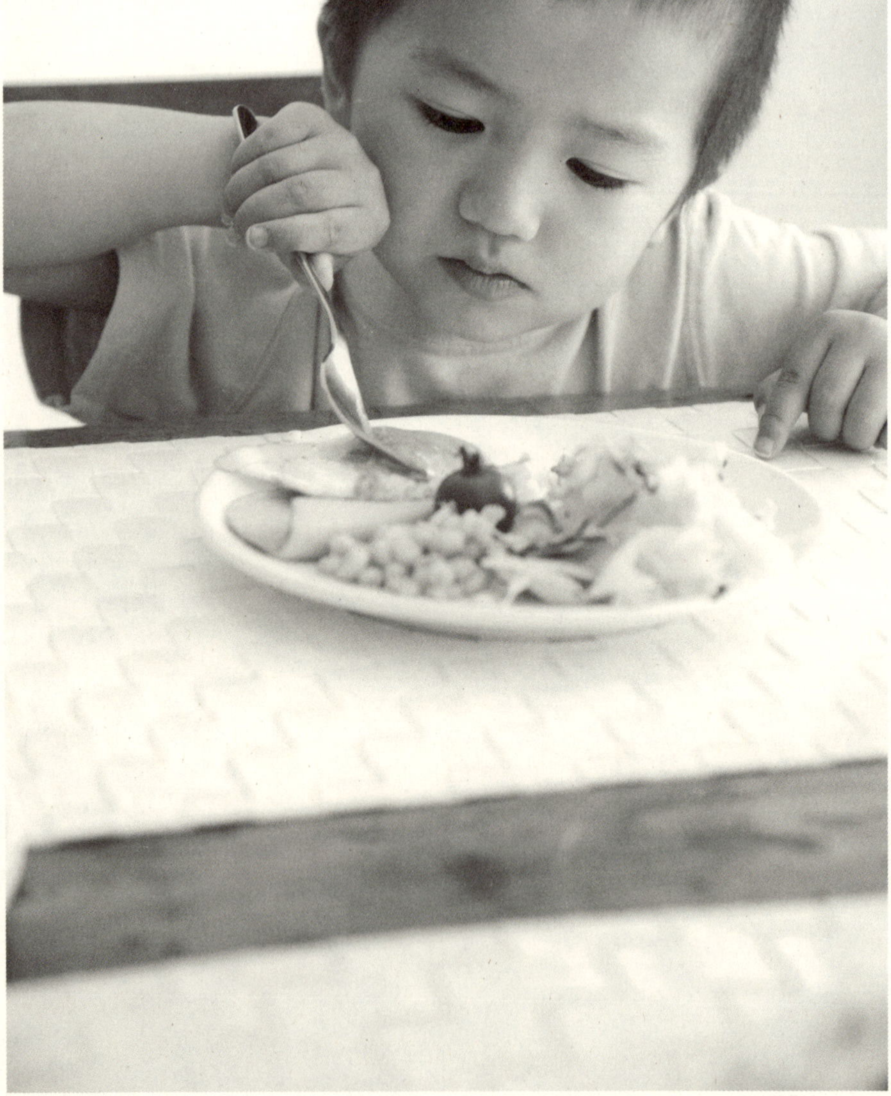

“食复”是怎么回事

潘月丽｜山东中医药大学附属医院儿科主任医师

感冒发热病愈后，有些人觉得打针吃药折腾了好几天，好不容易退热了、胃口好了，这下可以好好补一补，一连几顿又是鱼又是肉，结果导致病情反复。这种现象在中医里有个词儿叫“食复”。“食复”最早见于《黄帝内经》。《黄帝内经》说：“病热少愈，食肉则复，多食则遗，此其禁也。”

由此可见，食复就是指疾病初愈，因饮食不慎而致疾病复发的病症。因此，病后饮食不当，容易复发，反之则能防止复发。

这在婴幼儿时期尤为明显，因为小儿脏腑娇嫩，脾胃功能尚不健全，但由于其生长发育迅速，所需的营养物质相对于成人要多，因此，小儿的脾胃负担也就较成人要重，所以小儿更容易出现食复现象。当孩子感冒发热初愈时，如果家长一味地让孩子多吃多喝，片面地强调所谓的高营养，则会进一步加重其脾胃负担，导致饮食积滞而变生他病或者复发原病。

退热了，能给孩子吃些什么呢？首先，要注意病后饮食的合理调配，以利于脾胃功能的恢复。饮食宜温、宜软、宜少食多餐、宜富营养而易消化，烹调方法以蒸、煮为佳，例如稀饭、蒸芋头、水果蔬菜粥等都是不错的选择。其后，随着孩子身体状况的恢复以及食欲的增加，则可以逐渐增加一些热量高一点的食品，比如乳制品、瘦肉、蛋类等。但对平时患有哮喘、湿疹等过敏性疾病的孩子，病后则不宜过早食用鱼、虾等海产类食物，以防食后过敏导致旧病复发。

另外，从中医角度讲，感冒发热多易耗伤阴液，所以病愈后还可适当食用一些具有生津养阴作用的食物，比如西瓜、梨、甘蔗汁、藕、荸荠、鸭、瘦肉和鳖等。

反复感冒，做个免疫评估

陈同辛｜上海交通大学医学院附属上海儿童医学中心过敏/免疫科主任

先天性免疫力低下

先天性免疫力低下，医学上也称为免疫缺陷，是指免疫系统的某个或多个组分由于基因突变等因素而丧失了原有的功能。这类孩子一般患病较重，持续时间也较长，表现为反复发生感染性疾病，如败血症、肺炎、中耳炎、腹泻等；感染后治疗效果不佳，疾病长期不愈；正常预防接种后出现严重感染；易伴发肿瘤、白血病等恶性疾病。这类患儿须在免疫科进行全面治疗。

过敏也是不可忽视的原因

另外，过敏也可以导致反复呼吸道感染。主要是因为过敏可以增加呼吸道黏膜的分泌，过多的分泌物很容易使细菌附着于呼吸道，增加感染的机会。并且反复感染，一方面会破坏呼吸道的抗感染能力，引起恶性循环，另一方面可破坏呼吸道结构，引起器质性病变。因此，呼吸道过敏反应轻者表现为反复咳嗽、打喷嚏、流鼻涕、鼻塞等，类似于感冒；重者导致哮喘，甚至发生肺实质改变。临床上，医生既需要想到过敏这根弦，又要先排除免疫缺陷病。

病后乱用药，不如提前做预防

因此，临床免疫评估的作用就是排除这两种免疫系统的问题。其实大部分经常感冒的孩子都属于生理性免疫力低下，不属于病态。比起生病后盲目用药，家长平时就要帮助孩子增强免疫力，最重要的是加强营养和户外活动，尽量少去人群密集处并且按时接种疫苗等。

近些年来也有一种国外引入的免疫增强方式，如将6种细菌溶解物通过口鼻黏膜滴入孩子体内的方式，身体会针对这些细菌的蛋白质增加广谱抗体，从而起到增强免疫，减少感染机会的效果。

有些发热不能熬

仁榕娜｜南京军区福州总医院儿科主任医师
吴志、李政｜健康时报驻南京军区福州总医院特约记者

孩子发热，仅凭体温是无法判断病情轻重的，因此家长不能什么情况下都‘熬’。发热常见病因是感染，感染常见的病原体有病毒、细菌、支原体等。对于细菌性感染，如果不能及时用药，细菌就会进一步侵犯人体。

孩子发热本身是一种保护性的免疫反应，70%的孩子感冒发热是一过性的，不用任何处理会自行好转。对于一部分孩子，如果发热时，没有合并精神不好、睡眠差、呕吐、咳嗽、腹泻等症状，可以熬一熬，多喝开水、多休息，注意观察即可，1~3天，就会退热。而对于有合并其他症状的，熬不得，必须要及时到医院就诊，以免引发严重的并发症。

临床上，有些孩子体温在38℃左右，但体内可能已出现了严重感染。而有些孩子，发热后会出现高热惊厥，如果不马上降温退热，也很危险。而对于是否能吹风散热，任榕娜主任医师认为，网传这个办法对于发热时四肢滚烫的孩子可以，且夏天才行得通；冬天如果将孩子衣服都脱了散热的做法，反而会受凉。

因此，熬不熬，关键看孩子的精神状态和病情。年龄小于3个月，感染症状明显、精神状态不好、面色不好的孩子，一定要及时就医。而对于孩子发热后散热，建议松开其身上的厚衣服，但对着电风扇吹风散热，还是不提倡。

抽血检查虽是一种入侵性的行为，但对于孩子发热时的诊断很必要，可以此判断孩子是病毒感染还是细菌感染，以进一步决定用药方式。

防高热惊厥记三点

周忠蜀｜中日友好医院儿科主任

前几天，一位父亲抱着孩子急匆匆地来到诊室，原来孩子发热后出现了高热惊厥，浑身抽搐、双眼发直上翻、口吐白沫。在门诊，经止抽降温等紧急处理后，患儿才逐渐恢复正常。

待情况平稳后，我仔细咨询后得知，这是孩子第二次惊厥了，且距第一次惊厥才不到一个月时间。进一步询问后，我发现在护理孩子发热时，家长犯了两个错误。

其一，孩子发热了还捂衣被。据家长讲，家族里并没有惊厥家族史，孩子第一次发作是在家里，当时孩子有点发热，家人便给他多穿衣服、多盖被子，认为捂出点汗，就退热了。这当然是个误区，发热的孩子身体本来就处于高温状态，再捂着，体温散不掉，就容易持续升高，出现惊厥。

其二，体温量得不够勤。我问家长，这次发作前，孩子最高热是多少度。家长说应该没超过38℃。听后，我怀疑是复杂型惊厥（体温在38℃以下就发作）。但下面一个问题，让我否定了这个想法。原来，距发作前，家长最后一次给孩子量体温是在半个小时之前了，而且惊厥发作后量体温是39℃。需要解释一下，在这半个小时里，孩子的体温很有可能已经攀升到很高的温度。因此，如果孩子发热，体温一定要量得勤一点。

其三，就是要及时服药。如果体温不超过38.5℃，就用物理降温，但要常测体温，如果体温持续上升，超过38.5℃，就要及时服药。尤其是对于有高热惊厥史的孩子来说，发热到38℃就要服用退热药，因为药物吸收发挥作用还需要一段时间。一般来说，在发热第一天，尤其是头12个小时是最危险的，体温骤升就较容易引起高热惊厥。

孩子如果有高热惊厥史，家长要常备退热药，包括外出旅行时，用药前查看是否过期，注意药量，别自行减量，刚吃完药后，别马上大量喝水，以防引起呕吐，把药物吐出来，可在20分钟以后，等药物发挥作用后再少量多次喝水。

说到自行减药量，不得不提到另一个病例。孩子四岁（体重偏大），已经惊厥过5次了，据家长回忆，最近两次发作，可能都和退热药的服用剂量不够有关，本来要求吃7毫升，家长担心有副作用，于是只给孩子吃了5毫升，结果就发病了。

有家长问，孩子长到多大才不会再惊厥了。一般来说，等孩子到6岁以后，惊厥的复发概率会降低，而且，发病年龄越小，复发概率就越高。所以在此之前，如果孩子发热，家长一定要绷着根弦，提高警惕。

需提醒家长，护理好孩子，避免感冒、发热是预防高热惊厥的重要方法。感冒后千万别捂衣被、勤量体温、及时服药，是预防惊厥的关键。

孩子发热，没那么可怕

李洪娟｜北京中医药大学基础学院教授

每天来我这儿看病的孩子很多，发热是最常见的病症之一。看到孩子小脸烧得红彤彤的，浑身滚烫，再镇定的妈妈也难免慌了手脚。

但作为医生，我一般更重视孩子哪儿感到不舒服，如果只是稍有发热，孩子并没有感觉不适而且精神状态良好，我不会给他们什么治疗。这是因为发热其实是疾病的症状，并非一种疾病。几乎所有的发热都是由感染引起的，可能是病毒感染，也可能是细菌感染。发热是孩子身体对抗这些感染的正常反应，这时，孩子的身体正在努力与“入侵者”进行战斗。从某种程度来讲，适当的发热有利于增强人体的抵抗力，有利于病原体的消除。

所以如果孩子不是高热（没有超过39℃），就不要急于马上给他服用退烧药或是急忙跑医院。

在我接诊的患儿当中就有这种情况：许多家长把孩子带来就诊时，却发现孩子一下子好了许多，觉得很不可思议。他们不解地问：“半小时前他真的发热得很厉害，现在怎么好起来了？”我可以告诉你原因：孩子的体温是在他来就诊的路上降下来的。

他们之所以着急带孩子看医生，是因为很多人都错误地认为发热可能把脑子烧坏，要知道只有发热到40℃以上，脑部才会有受损的危险.也有些妈妈错误地认为发热可能诱发肺炎，其实他们把概念搞反了，肺炎可能伴随发热症状，但如果肺部没有感染，发热是不会诱发肺炎的。

如果你的孩子发热了，你要做的最重要的事情就是使他体温尽快降下来。首先，脱掉孩子的外衣，可以让他只穿一件背心或是睡衣，也可以打开电风扇，但不要对着孩子吹，还可以用37℃左右的温水毛巾擦拭孩子的四肢和前胸后背，或是给孩子洗个温水澡，这会让孩子感觉舒服得多。当水从孩子燥热的皮肤上流过时，可以有效地降低皮肤的温度。

最后，不要忘记好好休息一下，休息能使每个人更快地从感染中恢复健康。成年人有许多工作要做，因而往往不能善待自己，享受休息。如果孩子发热了，一定要让他好好休息，这对恢复健康大有好处。

年轻中医师的退热妙招

王波｜中国中医科学院广安门医院儿科主治医师

普通发热，吃一天中药就能退

细心的妈妈会发现，孩子发热时肚子特别热，手脚却是凉的，那就是经络不畅所致。孩子往往在发热前也会出现各种胃部不适，如肚子痛、胃口差，有的是上午先吐，下午就会发热起来。不管是现代医学所说的病毒、病菌，还是中医的外感风寒、风热邪气所致的感冒发热，都是从身体所存的“邪气”着眼。因经络不通所致的经络内的阳气不能到达处，这些邪气就存积下来。发热的根本症结在于经络不通的那个郁闭点，那个点使得经络内所含的阳气郁闭后被迫外溢，从而出现发热。退热最主要的是尽快打开郁闭点，而这个点就在胃口。所以发热的根本症结就在于胃气失和。据此，几个调和胃气药方就能达到快速退热、缩短病程的效果。

放血，让身体产生应激反应

对于39℃以上的高热，尤其是高热惊厥的孩子，王波一般还会加末梢放血的方法。

一听到给孩子放血，很多妈妈都不忍心。“如果与高热惊厥对大脑损伤比，这点疼不算啥。此法并不仅仅是身体末梢放点血，主要是给郁闭在体内，游离于经络外的阳气一个出路，你会发现高热不退的孩子基本无论吃几次药，身上都没有汗出。但如果在末梢放点血，孩子经疼痛刺激能发出汗来，阳气得以释放，体温就逐步降下来。不同时间，放血部位不同，但如果实在高热不退，最简单的是十个手指末端（十宣穴）都少量放点血。最好用医院的采血针。”

相关阅读

治疗一般感冒发热的处方

柴胡9克，黄芩7克，法半夏5克，陈皮5克，竹茹5克，防风5克，白芷7克，赤芍7克，射干7克，僵蚕9克，金银花3克，芦根15克，炒薏仁15克，桔梗5克，生石膏25克，甘草5克，地骨皮5克，胆南星3克，生姜3克，大枣9克，苍术7克。生石膏先煎15分钟，再倒入其他草药，煎两遍，第一遍大火开锅后小火15分钟，第二遍18分钟，把两遍煎出的水混合后，每日分3次喝，早上7点、下午1点、晚上7点。3岁以下孩子酌情减量。此方仅限于发热且有点咳、流涕等的患者。如有化脓性扁桃体炎、水痘、剧烈咳喘或哮喘伴发热，需辨证施治，没有固定方子可提供。

幼儿急疹有时不会高热

袁丽娟｜上海市儿童医院主任医师

妈妈的体验

前两天，1岁多的儿子莫名发热。起初，我怀疑是幼儿急疹，但自己很快又否定了，因为体温一直没超过38℃。“幼儿急疹不都是高热到39℃吗？”身边的妈妈们也大都是这样的意见。

因发热得不厉害，也没给他吃药，只让他多喝水，密切观察。第三天，孩子慢慢退热了，我也放心了。然而后来的经历告诉我：我太大意了，而且可能就因这大意差点给孩子带来大麻烦。

退热第三天，是预约打疫苗的日子。前一天晚上，我们就在犹豫要不要去。当天早上，看孩子的状态还好，于是决定去了。

在防疫站，工作人员按例询问孩子最近是否生病，我如实相告，然后问：“热已经退热两天了，应该不影响吧？”没想到，工作人员坚决表示“不行，必须退热观察三天后再打。”

“不是吧？”我一边不情愿地收回疫苗本，一边在心里后悔：“早知道就不提这茬了。”但后来我才知道，多亏了工作人员的认真负责，否则我才真后悔不及呢。

当晚，孩子开始哭闹，很烦躁，一夜无眠。我心疼又纳闷：这是怎么了？第二天一早，给他穿衣服准备去医院，突然发现他前胸有片小红点，不像湿疹，应该也不是痱子，难道是幼儿急疹？我心里一惊。再看孩子后背，也有点。我赶紧上网搜索幼儿急疹的资料，对比照片，很像。“再观察一下，还是去医院？”见外面风大，决定先观察一天。

晚上回家一看，孩子后背满满都是红疙瘩，也不哭闹了。第二天，疹子继续往外冒。第三天，基本都发出来了。第四天，疹子就退了下去。

医生的解析

从这位妈妈的讲述中，有两个经验值得家长注意。一是，幼儿急疹并不一定都是高热，低热也有可能是，幼儿急疹发生低热的情况可能与病毒多少或个体反应强弱有关。

除了高热，还有几个典型特征帮助判断幼儿急疹。比如，相对感冒高热的孩子，患儿的精神、食欲状况比较好，有些会有腹泻、大便稀的情况，但很少流鼻涕、咳嗽，即使有，症状也比较轻。如果去医院做血常规检查，会发现白细胞水平降低、淋巴细胞水平明显升高。

另外，因注射疫苗本身可能就会引起身体反应，如发热等，免疫功能低下的孩子还可能感染其他疾病，所以一般发热退热后1周才能打。

关于抗生素，两个极端都不好

彭骞｜湖南省儿童医院主管药师
冀连梅｜北京和睦家康复医院药房主任

冬季，很多孩子开始出现咳嗽、感冒的症状，家长就会来咨询感冒药的用法。生活中对于抗生素的使用，已经出现用和不用两个极端。有的是孩子有点咳嗽、流鼻涕，家长就赶紧让他吃抗生素。甚至听说孩子班上有几个孩子感冒了，就赶快让孩子吃点抗生素预防一下。还有的家长听到抗生素就如临大敌，坚决不给孩子使用抗生素，害怕产生耐药性，甚至听信网络上“外国孩子都不用抗生素”“发烧雪地降温”等传言。这两种其实都不可取。

普通感冒，抗生素“无能为力”

平时我们家长常说的感冒主要指的是普通感冒，普通感冒是常见的呼吸道感染性疾病，常见的症状有高热、头痛、呕吐、乏力、肌肉酸痛等。

普通感冒多呈自限性，也就是疾病发展到一定程度后能够自动康复。普通感冒多数是病毒性感冒，而一般的抗生素只对细菌引起的感染有效，对病毒可以说是“无能为力”。所以，大多数情况下，孩子患了普通感冒，一般不需要使用抗生素来治疗。

细菌感染才请抗生素帮忙

如果孩子感冒伴有细菌感染的话，就应该使用抗生素。如感冒时并发化脓性扁桃体炎、中耳炎、鼻窦炎、支气管炎和肺炎等，呼吸急促、咳黄痰。发热持续不退，查血象、白细胞总数和中性粒细胞百分比明显增高或外周血快速CRP明显升高，均提示细菌感染，需要使用抗生素。或者第一次血象正常，但3天后复查，水平明显增高，也应当使用抗生素。

别把抗生素当消炎药

孩子感冒发热，家长就会让孩子吃消炎药。其实在专业类的医药书里，没有任何一本书会把抗生素叫成消炎药，正确的叫法是抗菌药物，对抗由于细菌或者支原体等抗生素敏感菌引起的特定感染。

使用抗生素把敏感菌造成的感染控制住之后，由这些敏感菌感染引发的炎症自然也就消失了。消炎的结果是伴随着抗生素与敏感菌做斗争并且取得胜利而来的。换句话说，如果孩子的炎症不是敏感菌引发的，用了抗生素也起不到消炎的作用。

很多家长会问："那消炎药都有哪些呢？"临床上通常把下面两类药叫作消炎药，一类就是我们常说的激素，如可的松、氢化可的松、地塞米松等；另一类是消炎止痛药，如布洛芬、阿司匹林等。孩子感冒等引起的嗓子发炎是不需要额外使用消炎药来消炎的，保证好好休息，提高免疫力就可以达到自愈的效果，也就是人们常说的"吃药1周好，不吃药7天好"，吃不吃药都是一样的病程。

如果孩子感冒出现发热，伴有精神萎靡、呕吐、腹泻、呼吸、急促，或虽然精神状态良好但发热超过1周，或是咳嗽剧烈、痰多，家长都应及时带孩子到医院就诊，由医生来判断是否需要使用抗生素，以免延误病情。孩子还处于生长发育阶段，抗生素的种类、剂量、疗程，都应由医生掌握，家长切不可自行到药店购买抗生素给孩子使用。

孩子咳嗽的家庭治疗

周伟 | 江苏省南京市中医院推拿科中医师

冬季咳嗽先分型

风寒咳嗽：风寒咳嗽主要症状是咳嗽、咳青白色痰、鼻塞、流清涕、恶寒发热、流汗或者汗比较少，以痰、清、白为特征。

风热咳嗽：主要以咳黄色黏稠痰、鼻涕比较污浊、发热口渴、小便黄、大便便秘为主。

内伤咳嗽：咳嗽时间较长并伴发其他疾病。它是由孩子的免疫力比较低下、体质较差引起的，可伴有食欲不振、精神萎靡，有的孩子可能表现为长期生长发育迟缓。

家庭调护

饮食：孩子咳嗽，家长要少给孩子吃瓜菜、螃蟹、柿子等凉性食物。咳嗽初期可以吃梨子炖冰糖。咳嗽时间较长，咳的是白痰，就不要再吃梨子炖冰糖了，可以给孩子炖点萝卜汤，加一些冰糖。

衣着：天冷了，孩子可以穿些棉质透气的衣服，外面可以穿些开衫拉链的外套，便于孩子穿着。因为如果穿太多套头衣服，孩子热了不会脱，热量不容易散发，也容易引起咳嗽和发热。

药物：初期可以配合一点止咳消炎的药物，如果时间长了，5~7天病情无法得到好转，就建议停止抗生素等药物治疗，可以采用一些中医的方法。当然平时还要注意增强宝宝的体质，全面调整。

小贴士

家庭按摩小方法：孩子采取仰卧位，在其胸部沿肋骨走向，进行两边的横推或竖推1~3分钟；孩子采取俯卧位，用手掌掌根以其胸部相对应的背部，轻轻揉3~5分钟；再在两个肩胛骨中间的天中穴，揉1分钟；用掌根在孩子的脊柱部位，从上往下轻轻地揉推。以上方法，对于防治小儿咳嗽有很好的效果。

孩子感冒类型有不少

闫永彬｜河南中医药大学第一附属院儿科主任医师

每到换季的时候，感冒的人就会明显增多。由于孩子的脾、肺、神经系统发育不完善，所以除了有流鼻涕、咳嗽、发热等一般感冒症状之外，还要当心夹积、夹痰、夹惊。

感冒夹积（积食）的孩子很多，食积生内热，这时候一受凉就感冒。从现代医学角度来说，感冒的孩子容易合并消化不良。所以，门诊上经常见到家长带着感冒的孩子来看病，结果一问诊，家长反映，孩子肚子胀、嘴巴臭、大便干或者稀溏，有时候还会呕吐。这时候光给孩子散寒解表就不行了，还要给孩子用上消积导滞的中药，很快感冒就好了、体温也降了。

门诊上还有些家长来反映孩子老是感冒，有的甚至一年能感冒十几次。这时候家长要注意孩子积食的问题，看孩子嗓子常常红红的，可以给孩子用点通腑导滞的中药，比如枳实导滞丸等。通过通腑导滞，有些孩子甚至根本不用治感冒的药，反而把反复感冒治好了。

感冒夹痰

很多孩子一感冒，嗓子里经常会有“吼吼”的声音，明显能听到有痰在里面。这是为什么呢？原因很简单，感冒就是呼吸道疾病，孩子呼吸道的黏膜比较薄嫩，孩子一感冒，上呼吸道的分泌物就会增多，这时候孩子就容易有痰。所以有些家长一听孩子感冒的时候嗓子里“呼噜噜”的，担心有大病，其实不用那么紧张，就是感冒的兼夹证——夹痰而已。要及时带孩子就医，对症用药，祛痰化痰。

感冒夹惊

惊就是惊厥、抽风，孩子神经系统发育不完善，特别是6岁以前的孩子，感冒的时候容易发热、惊厥。所以，有经验的儿科医生见到孩子感冒，就会问孩子以前有没有惊厥史，如果有的话，在治疗感冒的时候，就加点钩藤、琥珀、羚羊角粉等中药。

钩藤可以清肝止惊，肝主筋，抽搐跟肝有关，所以加点钩藤；琥珀除了当饰品、藏品外，它还是一味很不错的中药，清心止惊效果非常好；还有羚羊角粉，可以清热镇惊、退热止抽。把这些药用上以后，可以将孩子惊厥消除于无形。

孩子咳嗽，得分段调理

罗大伦｜北京中医药大学中医诊断学博士

孩子一咳嗽，很多家长往往希望用强力止咳药让孩子迅速止咳，其实，孩子咳嗽都是有原因的，一般由外邪引起，所以正确治疗咳嗽的思路应该是用主要力量将外邪清除掉。下面教大家几个分阶段调理咳嗽的方法。

刚感冒就咳嗽，来杯苏叶水

这种咳嗽跟感冒几乎同时出现，多是寒气袭肺所致。鼻涕是清的，痰是白色。手脚冰凉、怕冷，有些大一点的孩子会觉得一吹风就头痛，尤其是后背膀胱经循行的路线附近和脖子的后半部。

可以服用苏叶水。备苏叶3克，入锅，加入两茶杯水，大火煮；开锅后改小火，煮沸3分钟后关火，再闷七八分钟就可以饮用。如果咳嗽较重，还可以加一点橘红一起煮。注意，服用之前先让孩子吃点东西。空腹服用，元气不足，无法发汗，咳嗽难愈。

外寒里热之咳嗽，急支糖浆挺好

这时孩子鼻涕变黄、变黏稠；痰也开始变黄，也有的是清黄交替，但大多数是黄色的。咳嗽的发声部位较深，会听到喉咙或者气管里有痰的声音。也有孩子光咳嗽没有痰，严重者出现咽喉肿痛、口渴发热。把手背放到孩子鼻子前面，会觉得很热，中医称为“热气喷手”。这是外寒里热之咳嗽，这个时期如果无法控制住它，寒邪就向身体内走，与正气相争，逐渐化热。

外寒里热之咳嗽，若无医学基础者，可以用中成药急支糖浆。但急支糖浆非常浓，需要兑入热水稀释以后服用，效果才会更好。

表里俱热之咳嗽，适合复方鲜竹沥

当外邪完全进入体内，则出现一派热证。高热，流黄鼻涕，咳黄痰，有时甚至是黄绿色。此时咳嗽声音明显变深，感觉是从胸腔里面发出来的，而且有很多像气泡破裂一般的“嘶嘶”声。

这时可服用中成药复方鲜竹沥，消除热痰效果很好。但必须是孩子咳嗽痰多，且痰必须是黄色。该药不适合痰白、鼻涕清的寒证。该药虽然祛痰效果不错，但只能消除症状，不能驱除外邪，所以还要配合祛外邪之药，否则痰虽化掉，但外邪还在，一旦停药，痰还会再生出来。若不等外邪清除干净就停止用药，会导致孩子病情反复。但如果此时孩子已经出现明显的肺内感染，应尽快就医。

咳嗽刚好时，补脾用山药水

孩子外感被清除后，咳嗽逐渐痊愈，为了彻底防治咳嗽，此时我们要给孩子补脾调理。推荐大家山药水。选取山药30克（此为5岁以上孩子的量，小儿酌减），熬水代茶饮，连服两三天。

如果孩子大便不成形，可以连山药也吃掉。如果大便干燥，则仅喝山药水即可。因为山药有固涩大便的作用。若大便干燥严重，就需要在煮山药水时加入6克杏仁同煮，因为杏仁可通气利便。注意这个山药必须是干品，不是菜市场里面的山药。

咳嗽快好时之热咳，来碗川贝炖梨

有的孩子在咳嗽快好时出现的是热咳，咳嗽无痰或少痰，但很黏稠，往往是干咳，且舌红、大便干、手脚发热、尿黄。

推荐川贝炖梨。选取川贝粉3克，白梨一个。挖去梨核，把川贝粉放入，然后盖上盖。把梨放入一个碗里面，添些水，放入蒸锅内隔水蒸30分钟左右，把碗拿出放温，吃梨喝汤。注意：感冒后一般寒邪残留的居多，有热邪残留者，往往是孩子体质偏热，或者最近上火了，或者夏秋天气燥热、冬天北方暖气燥热等。

咳嗽快好时之寒咳，用止嗽散泡脚

此时咳嗽进入重回外寒的第四阶段。此时痰少了，或者又变回白色，鼻涕也变清白了，鼻音还有点重，稍微有点鼻塞，偶尔咳嗽几声。这时内热已消，寒邪也撤出体表。此时只需要用一点宣肺散邪的药物，帮助身体继续排除外邪即可。

选取荆芥3克、陈皮6克、桔梗6克、白前6克、紫菀6克、甘草6克。（这是五岁以上孩子的量，小儿酌减）。熬水开锅10分钟即可，然后将药汁兑入温水中给孩子泡脚，一天2次，一次15分钟，连用两三天即可。此方一定要在孩子感冒痊愈时使用，若仍在感冒则不可用此方。

止咳也有专病门诊

李敏｜北京中医医院儿科副主任医师

秋冬季，孩子非常容易患感冒咳嗽，而且咳嗽起来总不好，常常一病就是二十天，甚至一两个月。其实，小儿咳嗽是很常见的一种病，不管是什么原因引起，只要孩子咳嗽的病程大于4周，我们都认为已经属于慢性咳嗽了，中医称作“小儿顽咳”。

对于小儿顽咳，中医似乎更有优势。中医治疗可以标本兼治，利用中药不仅可以治疗咳嗽，同时还能调理体质，“病体同调”，再配合上中医外治法，如穴贴贴敷、小儿推拿等，可以快速缓解小儿咳嗽问题，并且能够减少发作次数。“来我们这里的孩子，我们一般先了解他的病症，再观察他的舌苔和脉象，这样来判断他是实证还是虚证，是寒证还是热证，进行辨证治疗。中药里会添加一些引经药，把药效引至肺或鼻咽等部位，在整体治疗的同时，也能起到局部治疗的效果。

如果孩子已经出现一段时间的咳嗽症状，除就医外，家长在家里也要多注意孩子的日常调理。天气转凉的时候，一些家长会坚持“春捂秋冻”的说法，其实孩子脏腑是非常娇嫩的。中医有句古话形容孩子的五脏六腑，是“成而未全，全而未壮”。他们的免疫力还不能达到成人那么强，所以不要刻意让孩子冻着，按季节添加衣物还是非常有必要的。

也要保证孩子每天的饮水量和摄入的水果蔬菜量。现在很流行把苹果、梨子蒸着吃或者煮着吃，。对于有内热的孩子，还是建议生吃水果，蒸煮会减少水果的寒凉之性，相对比较适合脾胃较弱的孩子。

过敏也有百变脸谱

许鹏飞 | 中日友好医院儿科主任医师

湿疹总反复：试试喝深度水解奶粉

孩子的湿疹已经有半年时间，妈妈像用护肤品一样，从头到脚一遍一遍给他涂抹各种药膏，一段时间后就好了，可是一旦不涂药膏，湿疹就又卷土重来。

分析：这可能与孩子对食物中的蛋白质过敏有关。孩子来到这个世界之后，最先接触的蛋白质食物是牛奶和鸡蛋，因此孩子最容易对这两样最不起眼的食物过敏。

此外，孩子还容易对小麦和大豆制品过敏。家长可以看看宝宝的饮食中是否包含这些食物。如果有，那不妨先暂停这些食物。

需要注意的是，如果孩子对鸡蛋过敏，除鸡蛋外，蛋糕、含有鸡蛋的面条、点心等都不能给孩子吃。若是怀疑孩子对母乳或普通配方奶粉中的蛋白质过敏，可以暂时让宝宝喝深度水解奶粉试试。

咳嗽久不愈：要警惕咳嗽变异性哮喘

孩子感冒后咳嗽反反复复，晚上睡觉也咳，有时呼吸仿佛有鸣声。家长带着他跑了很多医院，吃了不少抗生素、止咳药以及中药，就是不见好。

分析：人们患了感冒后往往会咳嗽，吃了感冒药后，快则两三天，慢则2周，一般都会痊愈。而有的孩子吃了感冒药后，其他症状如鼻塞、流涕、头痛、发热都好了，但还是不断地咳嗽，甚至一个多月之后还在咳嗽，特别是孩子运动以后咳嗽、吃巧克力以后咳嗽，这时就要想到咳嗽变异性哮喘等过敏性疾病。

一般出现这些症状的时候，常会被误诊为气管炎、肺炎，然后用大量的抗生素治疗，不仅花了冤枉钱，更重要的是耽误了孩子的治疗。

腹泻带血丝：可能是蛋白质诱发的肠炎

妈妈产假结束后，不方便母乳喂养就给孩子换了配方奶，但孩子在一天后开始腹泻，每天要大便8次以上，粪质还特别稀，偶尔还会在大便里发现血丝。

分析：一般来说，食物过敏引起肠道出现异常反应，主要会诱发这么几种肠道疾病：一是食物蛋白质诱发的肠病，常表现为慢性腹泻和生长发育障碍；二是食物蛋白质诱导的小肠结肠炎综合征，孩子患了这种病会现严重呕吐、腹泻和生长发育迟缓，这种症状一般出现在牛奶或大豆喂养的婴儿当中，母乳喂养的一般不发病；三是食物蛋白质诱发的结肠直肠炎，在出生几周后有轻度腹泻和明显的直肠出血，不论喝的是妈妈的奶还是配方奶粉，都有可能出现这个问题。

家长要注意的是，孩子如果出现大便带血的情况，一定要及时带孩子去医院检查，及早治疗。

身体消瘦不长个：或是过敏影响到了心脏

孩子已经4岁，可是身高只有98厘米，体重也只有13千克，稍一运动就出汗，妈妈遍访京城名医为她调养，可就是不见长个儿。

分析：食物过敏并不是突然发生在孩子身上的，这是一个渐进的过程，因为孩子刚接触到某种致敏物时体内的抗体还不够多，当抗体积累到一定程度，孩子再接触的话，就会出现明显的过敏症状。若孩子老是揉眼睛，一迎风就流泪，或者有黑眼圈，就有可能是过敏对眼睛的影响；若孩子总流鼻涕，那就是过敏对鼻子的影响；孩子容易出汗、容易累，就像这个病例中的宝宝，有可能是过敏影响到心脏，导致消瘦、不长个儿。

相关阅读
怎样预防宝宝过敏

周薇｜北京大学第三医院儿科主治医师

妈妈学两招，孩子不过敏

过敏体质的孩子，只有在受到环境诱因刺激时才会发病。如果您家中已有过敏疾病的家属，更要预防孩子过敏。

预防哮喘，从孕期开始

有过敏体质的孕妇要均衡饮食，避免过度进食高蛋白等易过敏食物，如大量进食鸡蛋、坚果等食物。此外，孕妇不要吸烟，也不要吸入二手烟。有文献资料显示，孕妇避免吸烟及被动吸烟，可降低出生后哮喘的发病率。

母乳喂养，减少过敏

世界卫生组织提倡孩子前6个月内纯母乳喂养，这不仅能为孩子提供充足的营养，而且对于孩子预防食物过敏也是最好的方法。如果母乳不足需奶粉喂养者，可以试试添加适度水解配方奶粉。添加辅食宜循序渐进，已经明确存在食物过敏的宝宝，易致过敏食物的添加要延后。

过敏孩子的检测指导

马煜｜首都儿科研究所哮喘中心主任医师

若家长不确定宝宝因吃了什么过敏，目前有三种方法可以检查、判断引起过敏的食物过敏源。

取宝宝静脉血

取宝宝静脉血进行体外过敏源检测这个方法主要用来检测各种食物，尤其是可疑的食物的特异性抗体，生活中常见的容易引起过敏的食物基本上都能检测。它可以对宝宝过敏的大致情况做个初步的判断。

皮肤点刺实验

将少量过敏源试剂滴在皮肤表面，用特殊的点刺针通过试剂轻刺宝宝的皮肤。家长别慌张，只是刺破一点点，破皮不出血，痛感不明显。这个试验在半小时后就可以得出结果。

食物激发实验

先要找到可疑过敏的食物，给宝宝停止食用该种可疑的过敏性食物2周以上，待2周过了再用这种食物喂宝宝，看有没有再次出现过敏症状。这种试验最好在医生的监督指导下进行，若宝宝出现比较严重的过敏反应，便于及时抢救。

换奶粉不是简单换个牌子

刘婕｜北京大学人民医院儿科主任医师

食物过敏，特别是对牛奶蛋白过敏是婴幼儿时期常见的疾病。在做出食物过敏的初步诊断后，对于配方奶粉喂养的孩子，儿科医生一般会建议妈妈们换奶粉试试。但在门诊常发现妈妈们最爱犯的错误就是，经常慌不择路地“横向换奶”，这样其实意义并不大。

横向换奶就是没有变更奶制品的基本分子结构。也就是说，在各大品牌的全蛋白奶品之间来回更换，特别是很多家长会盲目崇拜纯国外生产罐装的产品，更易造成中国宝宝由于和欧美孩子体质不同而造成的奶粉过敏。

如果孩子有过敏临床表现，儿科医生建议换奶粉，最好采用“纵向转奶”的方法，将全蛋白奶品换为水解配方粉。但水解配方粉又分为适度水解、深度水解以及氨基酸配方，家长不要盲目自行随意更换，需遵医嘱，个体化治疗。

医生会结合孩子的情况和家长的主观意愿，量体裁衣地建议孩子换用某一种抗敏配方粉进行试验性治疗，一般2~4周。家长要按时带孩子复诊，医生对孩子进行评估，以便制订下一步的诊治方案。

有些过敏源会隐形

关晖｜首都医科大学附属北京儿童医院过敏反应科主治医师
向莉｜首都医科大学附属北京儿童医院过敏反应科主治医师

对于过敏的孩子来说，找到并避免接触过敏源，是预防过敏性疾病发作的重要方法。常见的吸入性过敏源有尘螨、花粉、霉菌、宠物毛发，而食物过敏源最常见的是牛奶、鸡蛋等大家最熟悉的食物。

在生活中，尽管有些家长和患儿已十分小心躲避，但还是会中招，因为有些过敏源很“淘气”，隐藏起来了。

来就诊的患儿中，有些就是对“隐形”过敏源不够重视，导致过敏发作。比如，之前有一位5岁的哮喘患儿阳阳（化名），被确诊为支气管哮喘、过敏性鼻炎，经过敏源检测后，结果显示血液中对猫毛皮屑过敏的过敏抗体（被称为免疫球蛋白E）浓度很高，达到5级的水平。经询问得知，原来家中一直在养猫。

确诊后，为避免接触致敏原，家人将猫送人，而阳阳也一直接受正规治疗。2年来，阳阳的哮喘和过敏性鼻炎控制良好，肺功能正常，已进入停药观察阶段。停药前，我们又对阳阳进行了过敏源检测，本以为当家中不再养猫两年后，阳阳血液中针对猫毛屑过敏的抗体将会消失，结果令人意外：猫毛皮屑过敏抗体浓度竟居高不下！

经仔细询问后发现，原来阳阳家邻居竟养了数十只猫。看来，并非密切接触猫毛过敏源是产生过敏的唯一途径，这些“隐形”的猫毛致敏原，即使是通过致敏人群的间接接触或仅仅是偶然经过过敏源存在的空间，都会使过敏小朋友持久存在过敏抗体。

猫、狗皮屑的主要致敏原见于极小的尘埃颗粒（有些颗粒小于2.5μm），这些微小颗粒不易沉降，长时间飘散于空气中，且黏附能力很强，衣服上黏附的宠物致敏原被穿衣服的人从一个环境携带到其他环境中，会造成没有宠物的环境中也有宠物致敏原分布。动物致敏原的敏感性很强，特别是猫皮屑，只需短暂或无意识暴露即可诱发明显过敏症状，如过敏性鼻炎、过敏性哮喘、过敏性结膜炎、荨麻疹和特异性皮炎等。

还有些“隐形”致敏原也常被忽略，如对牛奶过敏的人，别忘了一些面包和蛋糕中往往含有牛奶成分，购买和食用前要仔细阅读说明书。

哮喘发作的急救招

肖娟｜湖南省儿童医院危重症医学二科主治医师

春天，正是孩子哮喘急性发作的频繁时期，但大多数哮喘发作时，孩子不在医院，于是家庭的及时救治尤为重要。以下几招请家长牢记。

1.使宝宝迅速脱离过敏源。有些患者脱离了过敏环境，即使不接受任何药物治疗，也可缓解病情。

2.协助宝宝取坐位或半卧位，或让其抱着枕头跪坐在床上，腰向前倾。此姿势有利于宝宝呼吸。

3.给予喘乐宁或舒喘灵气雾剂吸入，以迅速平喘。

4.家长可用大拇指和食指紧压宝宝大椎穴并不断揉动，或紧压其双手合谷穴直至患儿感到酸胀为止，对平喘也有一定的效果。

5.若宝宝出现唇周紫绀，说明已缺氧，应迅速取出自备的家用吸氧瓶，以高流量氧气通过鼻导管或面罩给宝宝吸入。

6.哮喘发作时，宝宝会产生恐惧感，烦躁不安，家长应安慰他，鼓励他说出不适，尽量满足他的合理要求，避免其躁动不安而加重喘息。

7.注意给宝宝保暖。

8.保持室内通风，不吹过堂风，避免室内有烟雾、油漆等刺激性气体。

9.发作较重或呈持续状态时，立即向急救中心呼救，尽快送往医院治疗。

孩子出药疹，错在家长

张斌｜北京儿童医院皮肤科主治医师

最近，接连收治了几例外地重症药物性皮炎（也叫药疹）患儿，病因无一例外，都是家长使用药物不当造成的。不是自行用药，就是给孩子用成人药，进而诱发了药物性皮炎。

药物性皮炎的种类很多，请家长们牢记两句话：瘙痒性皮疹需谨慎、呼困喘憋去就医。多数药物反应皮疹为暗红色斑疹、斑丘疹，重要特点是瘙痒明显，对称分布，但如果孩子出现面色苍白、头晕、憋气、胸闷、四肢麻木、出冷汗或因呼吸道水肿、气管痉挛导致呼吸困难、憋气时，应马上就医。

药物性皮炎有一定潜伏期，一般第一次用药后要经过4～20天致敏期，机体处于潜在变应状态，这个时候没有症状，继续用药才发生变态反应。如过去用药已使机体处于变应状态，再次用药24~48小时之内就会发生反应。

同一类药物之前口服不过敏，不代表一定不会对其过敏。因为，不同种类、不同厂家，甚至不同批次生产的同一类药物，可能由于结构细微差异，完全可能发生过敏反应。举个简单例子，青霉素每次使用前都要皮试，就是这个原因。

因此每次就诊前都应该告知医生有无药物过敏情况发生。如果在家中发生药疹，先马上停用可疑药物。皮疹明显瘙痒者可以加用一些抗过敏药物，如扑尔敏、仙特明滴剂、开瑞坦糖浆等，外用炉甘石洗剂、艾洛松软膏等。如果有重症倾向，比如发热、皮疹水肿明显、出现水疱等，应立即就医。

用桃叶水洗澡能去痱

李洪娟｜北京中医药大学基础学院教授

夏天一到，许多孩子就容易长痱子。颈部、头部、胸背部，这些地方密密麻麻地往外冒红色的小丘疹，有的还会化脓。孩子不懂事，觉得痒就用手去抓，一旦感染更不得了。长了痱子，孩子痛痒心烦，家长更是闹心。

其实防痱子最简单、最有效、最绿色的处理方法就是勤洗澡。汗液是孩子出痱子的主要原因，出汗后及时擦洗，不让汗液粘在孩子的皮肤上，孩子就不大可能长痱子了。

如果已经长出痱子，可以试试桃叶煮水洗澡。准备新鲜桃叶100克（干桃叶50克）、水1000毫升，将水煎到还余一半的时候，可以用此水直接涂抹患处，也可以掺入洗澡水中洗澡。

这个方法，在古时候人们就知道了。《本草纲目》中记载桃叶的功效，第一点便是“发汗”。现代药物学家研究发现，桃叶的成分中含有柚皮素，而柚皮素在临床上具有显著的抗炎作用。同时其成分中的丹宁可使痱子迅速消散，并起到解毒消炎、止痛止氧的作用。若桃叶不好找，还可以用苦瓜煮水代替。

写到这里，有些嫌麻烦的家长可能会说了，长了痱子，直接擦点痱子粉不就完了，为什么要这么麻烦呢？这是因为大多数爽身粉里含有滑石粉，会刺激皮肤。另外，孩子长期使用爽身粉的话，粉末很容易进入宝宝的呼吸道、阴道或尿道中，对孩子的健康不好。

当然，如果习惯用粉，那么我也有个忠告告诉大家：痱子水优于痱子水粉，痱子水粉优于痱子膏，痱子膏优于痱子干粉。

此外，要给孩子穿着宽松、透气、吸汗的薄棉布衣服。在。睡的凉席上铺一个小布单帮助吸汗，尽量少抱、少背孩子。

五花八门的儿童皮肤病

马琳｜首都医科大学附属北京儿童医院皮肤科主任、主任医师

“知道吗？你长得太漂亮了，爸妈怕你走丢，就在你脸上烙了个记号。”门诊上，面对一个脸上长着咖啡斑而忧愁的小姑娘，医生温柔地安慰。与成人相比，宝宝皮肤更薄、更敏感，护理不当就更易出现问题；一些先天性发育错误也会体现在皮肤上，最常见的是胎记，红的有血管瘤，黑的有咖啡斑、黑痣，白的有无色素痣、贫血痣，黄红的有皮脂腺痣等。面对五花八门的皮肤病，家长该怎么办？

湿疹：立秋到六一，抹好润肤霜

门诊上来了个有湿疹的小姑娘，医生抬起她的胳膊，轻轻摸了摸，感觉特粗糙，有很多小疙瘩，有些刺手。

“这是典型的湿疹慢性期，已经看不到红斑、丘疹了，只是皮肤变得粗糙。孩子病情算中度，建议先抹激素药膏，同时配合涂抹润肤霜，两三周就会见效。

“虽名湿疹，其实多是干的。所以妈妈要记着，孩子有湿疹，一过立秋就要开始抹润肤剂，一般是冬季用油性较大的润肤霜，其他季节可酌情抹润肤乳，一直抹到来年六一节。如夏天开空调，最好也抹。

小提示：1岁内有湿疹的孩子，约80%会在2岁左右好转，无好转的往往有个特征——掌纹症，小手掌心纹路杂且深，看上去干瘪瘪的，说明皮肤多是干燥的，得保湿。

血管瘤：满月后就去看医生

每100个孩子中便有4~5个皮肤血管“长错了”。有部分孩子的血管瘤会随年龄增长逐渐褪去，而有些孩子并不会好转，可能还会有并发症。

孩子有血管瘤，出了满月最好就看医生。1岁内，孩子的生长速度是最快的，周岁时的体重大概是出生时的三倍，血管发育也如此。生后3个月是血管瘤增殖最快的时期，瘤体大小可达最终面积的80%。

抹药、吃药、做激光是目前主要的治疗方式。如果病情轻，如单一位置发作、主要在表皮、就医较早、未发展，抹药即可；如是多个位置、皮下较深、就医晚，吃药

效果好；激光只对部分血管瘤有效。

2008年，法国一位医生无意中发现普萘洛尔（治心脏病的药）治血管瘤效果好，经测试后用于临床。北京儿童医院也已应用4年，几乎没发现严重副作用。不过接受治疗的孩子需住院3天，以监测有无不良反应，3天后需家长在家中给孩子服药并按时监测，定期复诊，以便评估疗效及不良反应。一般需吃一年到一年半。白色药片化入水后给孩子喝，一瓶只需几元钱。

小提示：一些特殊位置的血管瘤得尽早治，如口角（反复摩擦易溃疡）、眼部（需关注眼压）、鼻子（或累及咽喉）、耳朵（需测听力）等。

银屑病：管好了，带病生活一辈子

一个七八岁的小姑娘走进诊室，从面部看不出任何异常。医生撩开她的上衣看了看背部，有一小片一小片带着银白色鳞屑的红色斑块，原来她得的是银屑病。

“因为这病，俺闺女天天喊‘烦死了’。”家长一脸愁容。医生叮嘱家长：“这是慢性病，目前还没有很好的治愈方法，但只要规律治疗、控制诱因，好多孩子十几年都不发作。不过规划职业时得注意，最好别做宇航员、特种兵、舞蹈演员，生活不规律，医生、护士、老师都很适合。”

小提示：银屑病患儿最好每天泡澡，把外层发硬皮肤泡软，皮屑脱落，再抹药，效果更好。

黑痣：不治则已，治则彻底

门诊里来了个胖乎乎的小女孩，3岁左右，皮肤白白的，很可爱。“小姑娘怎么了？”医生问。在妈妈帮助下，女孩儿撩起裤腿儿。哦，原来是一个黑痣。

“应该超过5厘米了，建议还是切掉，太大了，很可能得做2次手术，而且可能需要植皮。”马主任对家长说。家长有些担心：“为什么要做两次？”医生解释说：“黑痣治疗有个原则，不治则已，治则彻底，切除时，边缘须比黑痣本身多出2~3毫米。如果是一次手术，刀口会很大，而且在小腿上，可用来植的皮肤少，最后伤口很可能长不好；分两次做，刀口会小些，更安全。”

小提示：黑痣长在指端、脚底的不能留，这些地方摩擦多，易恶变。巨痣、蓝痣、甲下痣也要尽早切除。

传染性软疣：破了用纸巾擦

一个小男孩脸上长了些“小瘊子”，医生判断应该是传染性软疣。孩子妈说，孩子爸半年前曾得此病。

“有湿疹的孩子，容易长传染性软疣。因为皮肤屏障功能不完善，易被传染，所以，湿疹孩子在12岁前，入秋后记得多抹润肤霜。”医生提醒，此病易通过共用毛巾、直接接触等方式传染，而且自身传染性也很强，所以，如果软疣不小心破了，不要用毛巾擦，而是用纸巾，擦完扔掉。

小提示：此病治疗很简单，用针挑破挤出来即可，不过对力度和手法的要求高，不建议家长自行挑破，最好是在门诊让护士来操作。

相关阅读

“激素恐惧症”也挺可怕。“滥用激素固然不好，但激素恐惧症同样可怕。”很多家长因担心激素副作用，一味拒绝，本来用点激素就能解决，拖到最后，反而得用更多激素。尤其是皮肤病的治疗，大多是外涂药，经皮肤吸收的量非常有限，只要在医生指导下按合适剂量与疗程涂抹，就不会有问题。

带孩子看骨伤，少走弯路

张学军｜北京儿童医院骨科主任，主任医师

一个孩子练跆拳道，不小心伤了脚后跟，疼痛难忍，去医院一看——骨骺损伤；另一个孩子淘气，从滑轮行李箱上摔下来，右上臂骨折。就医时，家长都遇到了一些疑惑，甚至走了一些弯路。

“孩子不是成人的缩小版。”这句话用在小儿骨科尤其准确。从生理结构上看，孩子的骨头和成人有很大区别，尤其是14岁以前，负责生长发育的骨骺还未闭合，如果出现损伤，治疗不当，有可能影响孩子生长，甚至引起畸形。孩子的骨头如此复杂，一旦出现损伤，家长的处理和选择很重要。

骨骺损伤被忽略，导致长短腿、歪胳膊

骨骺损伤要‘特别特别’小心。因为骨骺事关小儿长高的大事。

骨骺其实相当于一个软骨，包括成骨细胞、分化细胞等。孩子长个靠软骨，骨骺就是“生长带”，它损伤了，或许影响长个儿。

常见的骨骺损伤什么样？这样一说您肯定明白：有踝关节扭伤、有自行车轮辐伤，还有劈叉动作造成的踝损伤。特别是自行车轮辐伤，很多80后都不陌生。如果孩子脚不小心被夹进自行车轮辐，便又红又肿。

有的医生没有经验，会说没什么事儿，就是肿了，用点药就行了。但其实可能孩子已出现骨骺损伤。六七岁的孩子，如果出现骨骺损伤，又没有很好地复位，很可能就会导致骨骺早闭，一只腿长、一只腿短；或者导致膝内翻、膝外翻，踝内翻、踝外翻等。在小儿骨科医生眼里，骨骺损伤其实才是最“危险”的，它易被忽略，又影响孩子一生。

练跆拳道、武术，常踢球的孩子要特别留意骨骺损伤。扭伤后，应及时去专门的小儿骨科就诊，家长也要注意提醒医生考虑骨骺损伤的可能。有些并不会强求解剖复位（即手术），因为儿童骨骼塑形能力强，随生长发育大多能自行矫正，医生用闭合复位方法解决即可。

合并其他问题，不要选错了医院

儿童骨折有一个特点——上肢更易骨折，骨折部位多为肘关节、腕关节及前臂等。这与跌倒时本能地用上肢支撑有关。

儿童骨折，一般是保守治疗和手术治疗。孩子的骨头长得快，手法复位很常见。但如果手法复位不成功或不适合，就只能手术了。

对骨折患儿来说，“时间就是康复”。如果需手术解剖复位，千万别耽误。拖一天，也会影响患儿骨头的恢复，以至今后手脚的使用。临床上有些患儿错过了手术最佳时机，导致手臂内翻或外翻，最后还是要手术矫正，孩子受罪，家长心疼。

骨病专科医院在接骨、骨科手术方面有优势，儿童医院的优势是综合。骨科治疗不仅是骨科医生的事，还是超声医生、麻醉医生的事。儿童医院有专门针对小儿的超声仪器、手法以及专业小儿麻醉师的经验等。因此，儿童骨伤，特别是合并有其他病症的，还是推荐去儿童综合医院就诊。

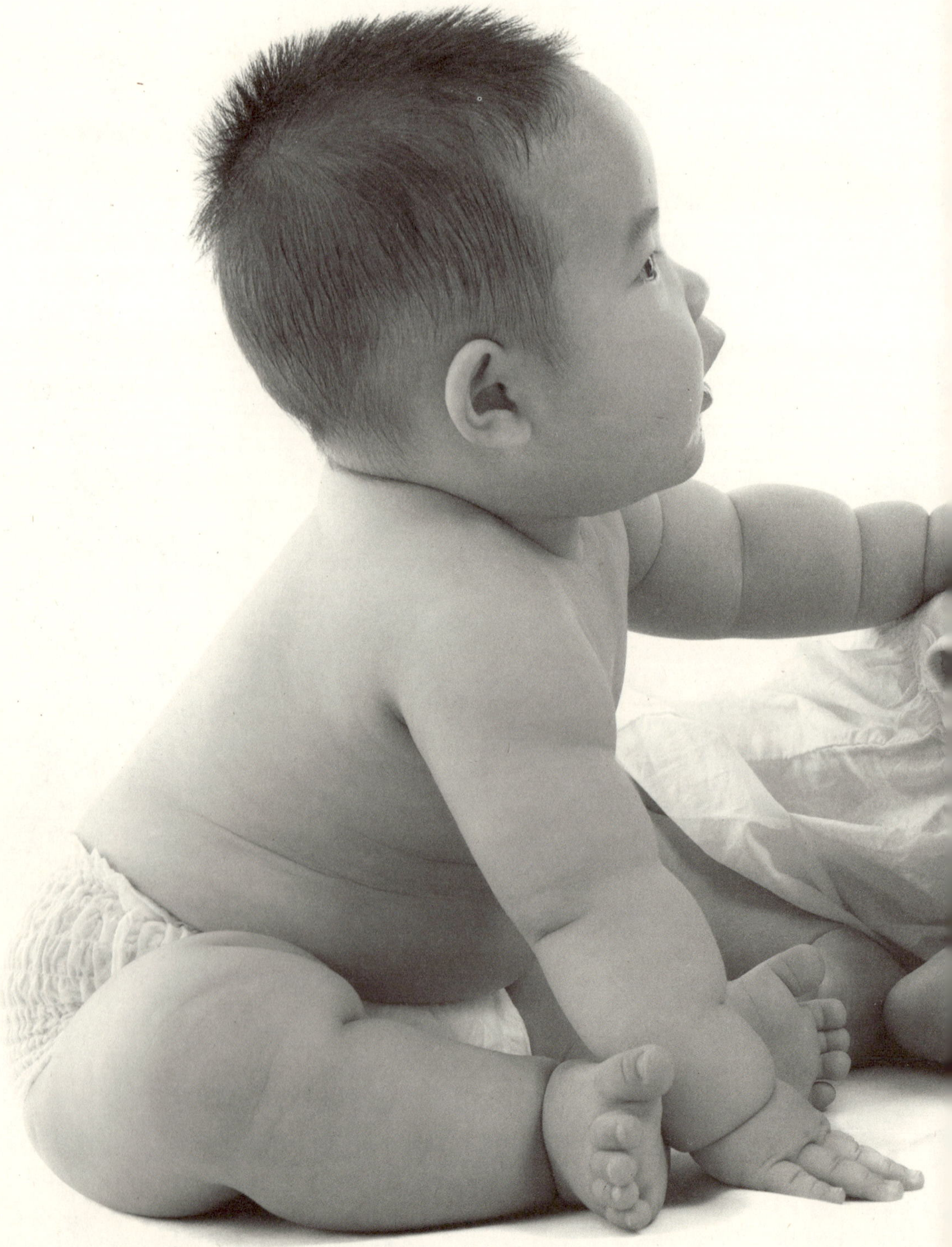

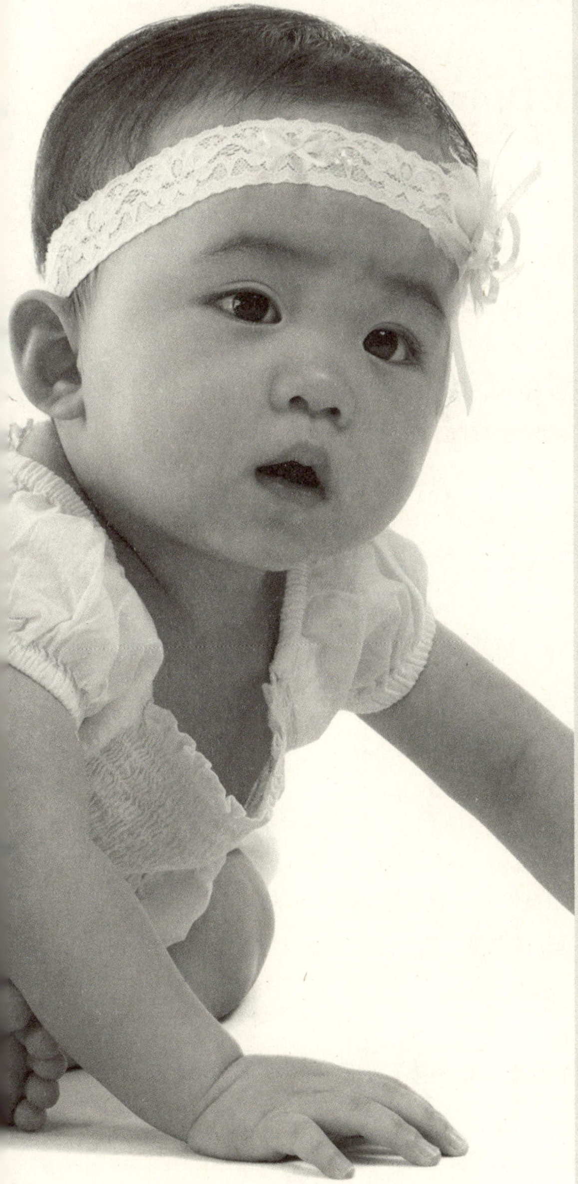

06

第六章

季节变化最易生病，宝宝四季护理要点

孩子由于年龄小，身体的各项功能发育不健全，对外界的反应能力比较差，所以随着四季的交替，气候环境产生差异性变化，很多宝宝都会感到不适，患上相应的“季节病”。比如宝宝在春天易过敏，夏天天热可能会高热惊厥，秋冬季出现腹泻……掌握四季护理的要点，让孩子在四季里健康地生活，更好地感受幸福和快乐。

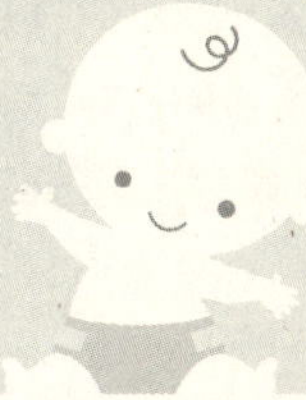

巧辨春季三类疹

侯江红｜河南省中医院儿科诊疗中心主任
李尤佳｜健康时报驻河南省中医院特约记者

对孩子来说，春季传染病是个威胁。医生提醒家长，有三种传染性的疹子，最初症状与感冒类似，易误诊，家长应仔细辨别。

1.麻疹：发热后期观察口腔。麻疹多见于6个月以上、3岁以内的婴幼儿，早期表现有发热、流涕、咳嗽等，有的还伴有两眼发红、畏光，双眼泪汪汪等，家长和没经验的医生会忽视。发热后期，如果仔细看孩子口腔两侧黏膜，能看见白色的斑点，周围有一圈红晕，这就是麻疹黏膜斑.如果家长提前注意到了，可赶快提醒医生。

麻疹有“烧三天、出三天、退三天”的特点，在退热时，忌用激素一类药物，因为它影响皮疹透出、会延长病程。麻疹本身并不可怕，但孩子的免疫功能低下，易引发肺炎、中耳炎、脑炎等多种并发症。

2.风疹：发热低，出疹快。各年龄段均可发病，初期类似感冒，一般情况下发热较低，往往在发热1天后就开始出疹，疹细小\淡红，24小时内疹出齐；出疹1~2天后，体温会逐渐下降，皮疹也会慢慢消退。风疹一般症状较轻，以对症治疗为主，加强护理，让孩子卧床休息。

要注意，切忌让风疹患儿与妊娠早期（3月内）的女性接触，一旦孕妇感染风疹病毒，易造成胎儿畸形。

3.水痘：发热当天就出疹。此病名中虽不带“疹”字，但其实也是一类疹子，由水痘-带状疱疹病毒引起，传染性较强。各年龄段均可发病，以6~9岁儿童常见。发病最初极似感冒，如轻微发热、倦怠、食欲不振等，但一般在发热当天出疹子，呈对状分布，严重的连口腔内、耳朵都会长出水痘。

疹子较痒，患儿常不由自主地搔抓，一旦抓破易引起细菌感染，家长需特别小心，要给孩子剪短指甲。

小儿传染病的潜伏期一般在3周内。大多传染病初期极似感冒，家长要密切注意，如发现孩子出现发热、吃饭不好、精神不振等，应及时带他到医院诊断治疗。

孩子春季爱揉眼，可能是因为过敏了

于刚｜北京儿童医院眼科主任

不少妈妈发现，孩子一到春天总是喜欢揉眼睛，由于孩子年龄小，还不太会表达自己的感受，妈妈们就特别纳闷：到底是什么原因让孩子这么喜欢揉眼睛呢？

最常见的原因是过敏性结膜炎。春天到，百花香，花粉等过敏源增多，加上孩子的抵抗力较低，很容易诱发过敏性炎症。除揉眼外，过敏性结膜炎的孩子还有哪些表现呢？会有流泪、眼睛红肿，严重的还会有灼烧感。而且，当孩子脱离过敏源后数小时内症状就会消失；再次接触过敏源，上述症状立即再次出现。有的孩子除眼睛不适外，还同时伴有过敏性鼻炎、哮喘等症状。

这种情况，家长要让孩子尽量远离花粉等过敏源，如果症状较重，要到医院就诊，使用抗过敏类药物治疗。

排除过敏因素后，还有一种原因是孩子平常用眼比较多，手机、电脑、电视等电子设备使用时间较长，非常容易造成眼睛疲劳。这种情况，家长要强迫孩子多休息，一般1周后症状会明显好转。

此外，家长还要警惕视力障碍，很多1岁内的孩子也喜欢揉眼睛，这可能和孩子视力发育不好有关，家长需要带孩子到正规医院进行视力筛查。

孩子春季易上火，别随便给孩子败火

陈自佳｜北京中医药大学东方医院儿科主治医师

春天万物生长，孩子也容易上火。稍微吃得多点、穿得暖点就会出现咽痛、便秘、腹胀、口臭、大便干等上火症状，然后家长从琳琅满目的下火药中选择一种给孩子清清火。其实，这样的下火有些盲目，火药吃得不对症，可能会出现各种各样的副作用。

首先，妈妈们要明确所谓上火的症状不一定要用清热的药物。因为火有虚实之分及阴、阳之别，只有阳亢出现的是实火，阴虚导致的则为虚火。其次，“火”从何来也需要辨别。五脏肝、心、脾、肺、肾出现上火的症状各有不同。但人是一个有机的整体，五脏之间、五脏与人体表里上下均通过经络相连，故五脏上火的症状会有所交叉，而且五脏之间相互影响，相互作用，任何一脏出现上火都会影响他脏，出现更多的变证。

妈妈们切不可看到某一个症状就断定火的性质及上火的脏腑。比如口腔溃疡，除了脾胃积热、心火上炎可导致口腔溃疡外，肾阴亏虚、虚火上浮也可导致口腔溃疡的发生。

临床上针对不同的病因，治疗所选用的中药也有所区别，或清热解毒、泻火通腑，或滋阴生津、温补脾肾。因此，选用中药时要结合孩子的全身症状进行辨证，谨防“虚虚实实”——使虚证更虚、实证更实。

春季五行属木，五脏为肝，故春天更容易出现肝火旺盛的症状，包括头痛、面红目赤、眼眵增多、口干咽痛、脾气暴躁、尿黄便秘，甚至神昏、惊厥等。小儿生长发育旺盛，对水谷精微的需求相对较大，脾胃负担较重，但小儿“脾常不足”，所以除肝胆实火外，孩子一年四季均很容易出现胃肠实火的症状，如牙龈肿痛、口腔溃疡、口气臭秽、渴喜冷饮、大便干结、小便短赤、舌苔黄厚等。

天气转暖，妈妈们要想预防孩子春天上火，关键要做到管住嘴。让孩子多喝水，养成喝水的好习惯，避免春燥。少吃或不吃辛辣、油炸、煎烤、油腻的食物，多吃应季的蔬菜水果，保证大便畅通。春天大好光景，在管住嘴的同时，及时给孩子加减衣物，多出门散步、游玩，放松心情，也是预防上火的好方法。

孩子夏季易发皮肤病，做好“三防”工作

马琳 | 北京儿童医院皮肤科主任、主任医师，教授

天一热，皮肤病患儿就多。一年到头，北京儿童医院皮肤科医生最忙的就是五一假期到十一假期，尤其是七八月。讲起夏季那些易发的皮肤病，总而言之，便是要防沸（即暑热）、防痱（指痱子）、防飞（指蚊子等飞虫）。

防沸——每天冲个凉，细菌无处藏

凉快点就能少汗、少痱、少叮咬，这是夏季护肤的关键，小儿热天易发的三种皮肤病——脓疱疮、丘疹样荨麻疹和痱子，都与热相关。

脓疱疮也被老百姓称为“黄水疮”，这种病就是因细菌感染而起。这就好比“苍蝇不叮无缝的蛋”，皮肤被汗浸渍，角质层就松了，皮肤的保护屏障就破了，更容易受到细菌侵袭。此外，夏季孩子穿得少，难免磕磕碰碰，或是被蚊虫叮咬，类似的外伤也给细菌侵袭开了“方便之门”。

丘疹样荨麻疹同样如此，这种皮肤病被蚊子、小飞虫、尘螨等咬一口后就更容易犯，恰恰体热的孩子更容易招惹这些蚊虫。

痱子更是夏季常见症状，严重的还会继发感染，防痱的重点就是防沸，即避免过热。

如何避免？马琳教授开玩笑说，非洲一块香皂就能救一个人的命，给孩子冲凉就能赶走皮肤上80%的细菌。所以，夏季不妨每天给孩子多冲冲凉。

防痱——湿疹膏也能抹痱子

孩子胖嘟嘟的身体难免有褶皱，加上孩子活蹦乱跳的天性，汗液一多，痱子总是稍不留意就蹦了出来。此时，该如何消痱止痒，避免抓破后继发感染呢？马琳教授建议，可在清洗干净后给孩子抹点抗菌消炎药膏（如派瑞松），然后薄薄地扑层痱子粉，起到清爽和干燥的作用。不过市面上的痱子粉多含滑石粉，还是尽量做到少出

汗、出汗后及时清洗并擦干为宜。

此外，如果是痱子、虫咬皮炎这一类炎症性、过敏性皮肤病，可以抹湿疹膏。但马琳教授提醒，如果是水痘等病毒感染、细菌感染类皮肤病，湿疹药膏只会越用越严重。

所以，学会辨别常见皮肤病的外观很重要。水痘会出现粒状水疮，长在红斑之上，且多是散着独立出现。痱子是一个个的尖疙瘩，一粒与另一粒，大小和距离都差不多，多分布在皮肤褶皱处、额头处，而猩红热则是前胸后背都有。

♥ 防飞——“老古董”更管用

一旦被蚊子、夜间的小飞虫、尘螨等叮咬了，可不光是痒痒这么简单，皮肤被钻了一个小小的洞，各种细菌病毒就容易侵入。马琳教授建议，扇子、蚊帐、厚布，这些“老古董”最管用。

从五一假期到十一假期这段时间一定要用上蚊帐，采取物理防蚊法。孩子睡凉席虽然凉快，但被汗渍浸过之后就容易生螨虫，不如换成厚实硬挺一些的老布。同时，床垫也换硬一些的，这样孩子躺上去不会窝进去，就不会那么热。因为是布，即便被汗浸湿了，随时洗晒也不容易长螨虫，干净又安全。

容易被忽视的还有枕头。孩子头部最爱出汗，无论是荞麦枕、茶梗枕，还是小米枕，都容易长虫，除常晾晒外，同样建议用一块大一点的、厚实一些的布，像给枕头穿衣一样把枕头整个裹起来，这样可以阻挡汗液浸渍枕芯，有效护理枕芯。

夏天漫长，就算一切照做也难免有防不胜防的时候。因此，提醒家长们，一旦发现孩子皮肤症状较严重，对症抹药依然不见好时，一定要到医院就诊。

天热要防孩子抽风

刘海燕｜西安交通大学第二附属医院小儿内科主治医师

最近值晚班，先后接诊了两个抽风（抽搐）的孩子。先是一个4岁的孩子，半夜来，收住入院，控制好了。接着是早晨6点半，一个10岁女孩在夜间睡眠中忽然抽风发作，被120急救车送至急诊科。接到会诊电话，我迅速冲向急诊科，在急诊护士配合下紧急抢救，女孩清醒了。

引起抽风的原因很多，常见疾病有高热惊厥、癫痫、脑炎等。如果孩子突然抽风发作，家长要注意以下事项。

别隐瞒家族史

抽风的孩子，尤其是高热惊厥的孩子绝大多数有家族史，就是说，这个病和遗传有很大的关系，很多孩子的爸爸妈妈小时候有热惊的病史。但很多家长会否认自己有这个病史，一是有所顾忌，故意隐瞒；二是确实不知道，因为他们的上一代人隐瞒了病情。

从某个角度讲，有高热惊厥家族史的孩子因为有遗传倾向，诊断起来比较容易。而没有遗传倾向的、忽然抽风的孩子，可能是脑炎或其他疾病。所以，孩子高热惊厥后，家长一定要询问自己的父母，自己小时候或其他兄弟姐妹有无高热惊厥病史。

不要掐人中穴、忌检查

孩子发生惊厥时，一些家长会用力掐孩子的人中穴，这样做是不合理的，不仅没有效果，而且还会把孩子幼嫩的皮肤掐破。

孩子抽风后，尤其是第一次抽风的孩子，一定要详细检查，包括头颅CT、脑电图、血常规、生化全套等，不能心疼孩子而拒绝检查。

要慎用疫苗

对有抽风病史的孩子，绝大多数疫苗的注射需终身停止或暂时停止，因为注射疫苗会诱发抽风的发作。

临床上，我们给有抽风病史的孩子的出院医嘱上会注明：暂停疫苗注射（糖丸和乙肝疫苗除外）。什么时候能打，需动态监测孩子的病情和脑电图情况，由主管医生给予建议。

防抽风，先防感冒治过敏

在抽风的孩子当中，高热惊厥的发病率为2%～4%。高热惊厥的患儿中，1/3有第二次惊厥，这其中1/2有第三次惊厥，大约1/10有3次或3次以上的复发。高热惊厥复发均发生于首次发作后的3年内。惊厥虽不同于癫痫，大多孩子预后良好，可是，每次抽风发作，多少会对孩子的身体和心理造成一定的影响，对孩子的父母更是一种很大的心理压力。如何能预防或减少热性惊厥的复发，这是家长非常关心的。

高热惊厥几乎都出现在孩子呼吸道感染急起高热后，所以，这样的孩子，要尽量避免感冒。感冒少了，惊厥的概率就少了，这是关键。在临床中，我观察到不少高热惊厥的孩子是过敏体质，有过敏性鼻炎、荨麻疹等疾病。所以，这样的孩子，要同时治疗过敏性疾病，而不能只注意抗感染治疗。过敏纠正了，孩子反复感冒的情况才能减少，高热惊厥也就减少了。所以，高热惊厥的孩子，除了找神经科医生就诊以外，如果有过敏体质，一定要在呼吸科医生的协助下纠正过敏体质。

人的生命是非常顽强的，绝大多数的抽风发作不会对孩子造成生命危险（除非严重的脑炎）。大多以抽风形式出现的疾病，只要经过正规治疗、定期随访，就会得到很好的控制和治疗。

专家建议

当孩子出现抽风时，切记按照以下方法进行快速处理。

◆ 别急着抱孩子起来，将患儿摆成侧卧位，避免其呕吐发生窒息；

◆ 如患儿发热，速将孩子衣服解开，以便其呼吸顺畅和散热；

◆ 不要喂退热药，可在患儿肛门内放入退热栓，同时用温毛巾擦拭孩子的头颈部和四肢（不擦前后胸）；

◆ 抽风停止后立即送医，如抽风超过5分钟还未停止，应马上拨打120。

入秋后孩子护肤别放松，四大问题或引发皮肤病

张斌｜北京儿童医院皮肤科主治医师

剧烈瘙痒或因蚊虫叮咬

初秋温度虽然有所下降，但蚊虫依旧不少，孩子们皮肤多暴露在外，很容易受到蚊虫叮咬。被蚊虫叮咬后，皮肤由于受到毒液的直接刺激，以及毒液诱发过敏反应的双重作用，常常出现黄豆至花生大小的红疙瘩，并伴有剧烈的瘙痒。婴幼儿的皮肤红肿会更加显著，常常出现大水疱，剧烈瘙痒破溃后可能会继发感染。

建议：户外活动或休息时，家长可以使用蚊帐等物理防蚊措施保护宝宝，平时也要注意室内卫生，避免蚊虫滋生。发生虫咬性皮炎后，可外用炉甘石洗剂、薄荷软膏以及糖皮质激素软膏等，必要时可加服抗过敏药物。

晒伤过敏，小心紫外线

初秋，紫外线并没有明显减弱，所以依旧要防晒。紫外线对于皮肤的伤害可以有两类：第一类是直接的光毒反应，即短期内大量的日光照射。有些家长补钙不成，反而晒伤了孩子，当皮肤受到紫外线过度照射时，会在日晒后数小时至数十小时间，出现弥漫性红斑、水肿、水疱和糜烂等情况，并伴有局部烧灼感和疼痛感。第二类就是皮肤存在对紫外线过敏的现象。很多食物如泥螺、苋菜、荠菜、茴香等，食用后可能诱发光敏性皮炎。而且，一些有基础皮肤疾病，如红斑狼疮、皮肌炎、雀斑等的患儿，由于日光照射也可以引起原发性皮肤损害加重。

建议：家长带孩子外出游玩，可撑遮阳伞、戴宽边帽、穿长袖衫，按时涂防晒霜等。出现晒伤，切勿随意外涂药物和剧烈搔抓，家长可以先用冰盐水或纯净水冷敷患处半小时，一日2次，之后外用保湿剂和糖皮质激素类软膏，不见缓解或重症患者应及时就医。

红肿痱子，警惕排汗不畅

初秋温度没有明显降低，宝宝们还是很容易出汗，如果某些原因使得汗腺导管开口阻塞的话，可以引发汗液潴留，积于皮肤内而造成各种疾病。最常见的就是我们常提到的痱子。宝宝的头面、臀部最为多见。如果护理不当，继发感染，则会出现疱液浑浊，我们称之为脓痱。

建议：加强室内通风和散热，家长可以给孩子穿一些较为宽松的衣服，便于散热排汗。如果出现痱子，千万别让孩子搔抓，防止继发感染。此外，应该经常保持孩子皮肤清洁干燥，如果瘙痒剧烈，妈妈可以给孩子外用炉甘石洗剂或清凉薄荷洗剂等。

接触性皮炎，找准过敏源

初秋，孩子常出汗的地方容易引起接触性皮炎。汗液可以将一些贴身饰品表面的涂层氧化，使得致敏的部分直接接触到孩子皮肤，发生接触性皮炎。常见的致敏原因有金属眼镜架、金属扣子、小手环、塑料鞋等。一般表现为患儿接触部位产生瘙痒性红斑，严重时出现水肿和水疱。大多有瘙痒、烧灼感和胀痛等症状。

建议：如有金属或塑料过敏史的宝宝，一定要找准过敏源，避免再次接触。一旦出现接触性皮炎，家长可以用清水清洗孩子皮肤，外用糖皮质激素类软膏或止痒剂，必要时给予口服抗过敏药物对症治疗，不见好转则要及时就医。

秋冬季应对婴幼儿腹泻，要防四误区

李琼｜北京协和医院西院儿科

随着秋冬季来临，婴儿腹泻发病率多了起来，6个月至2岁的婴幼儿最容易感染。这种腹泻往往是由轮状病毒感染引起，俗称为“秋季腹泻”。专家提示，家长在这几天需要做好饮食喂养和口服补液，尤其注意避免四个误区。

秋季腹泻起病急，患儿呕吐多、腹泻频，大便为洗米水样或蛋花汤样，多数伴有发热等上呼吸道感染症状，如不及时处理，将出现脱水、酸中毒等危重情况。主要通过消化道传播，部分通过呼吸道传播。秋季腹泻是病毒感染引起的，服用抗生素反而有害无益。病程不长，如果家长在这几天做好饮食喂养和口服补液，通常不会发生严重问题。

防治婴幼儿腹泻，要注意以下四个误区。

误区1：营养得不到保证

腹泻时婴幼儿饮食减少，但其营养的需要相对较高。如果治疗时营养补充不足、限制饮食太严、禁食时间太长，就会引起患儿营养不良，加重病情或导致病情迁延。有的妈妈遇到患儿腹泻，就不让或不敢再给患儿喂奶，只喂点开水、米汤或稀饭，人为地造成患儿饥饿，这是不妥的。

正确做法：如果患儿有食欲，就应该继续喂养，母乳喂养的患儿仍喂哺母乳；人工喂养的患儿，应吃去乳糖的奶粉，已添加辅食的患儿可吃稀粥或面片。吃过后粪便量增加也无妨，因为腹泻儿仍可吸收摄入糖的80%，蛋白质和脂肪的60%。急性期不要食用鱼、肉，待病情好转后可以逐步恢复正常饮食，这里要注意千万不要操之过急，以免病情出现反复。

误区2：不充分补给水分

婴儿腹泻时，从大便中丢失较多的水和电解质，加上呕吐、少饮，很容易发生脱水和电解质紊乱，加重病情。所以给腹泻患儿充分补给水分和电解质是治疗腹泻的关键。一些年轻妈妈见到患儿解水样大便，误以为喝水多了，就不敢再喂水，这就容易产生失水多、补水少的情况，加重身体脱水、酸中毒等症状。

正确做法：腹泻患儿一定要充分补给水和电解质。根据患儿需要随时口服，少量多次，每2～3分钟喂一次，每次用匙喂10～20毫升；这样积少成多，4～6小时即能纠正脱水。如果患儿对口服补液不耐受，或腹泻程度加重，就应该带患儿去医院看儿科医生，用静脉输液的方法补液。

误区3：过多应用抗生素

有不少患儿的腹泻是由非感染性因素引起的，用抗生素治疗无效。病毒性腹泻用抗生素治疗也是无效的。而在实际生活中，患儿腹泻时几乎都会被用上不同的抗生素，少则1种，多则2～3种，有时采用口服药物，有时采用药物注射。年轻的父母往往“病急乱投医”，今天给患儿用这种抗生素，明天又换另一种药物，造成抗生素应用过多、过杂，不但不利于腹泻康复，还可能发生抗生素诱发的腹泻，加重腹泻的治疗。

正确做法：一般来说，比较轻的腹泻和非感染性腹泻的患儿尽量不要应用抗生素。如果非用不可的话，只用一种抗生素就足够了。

误区4：随意使用止泻剂

妈妈看到患儿腹泻不止时，会急着要医生赶快用药，把腹泻止住或者自作主张购买止泻药给患儿吃，结果不但腹泻没有缓解，还可能加重病情。其实，腹泻、呕吐是机体自我保护的一种反应，有利于排除毒素和不消化的食物，这时治疗的方法不是急着去止吐、止泻，而是应该补充因呕吐、腹泻引起的机体脱水和营养不足。

正确做法：不能随意给腹泻患儿使用止泻剂，尤其不能使用抑制肠蠕动的药物，如洛哌丁醇等。

相关链接

五点教你防腹泻

日常如何预防腹泻，专家也给出了五点建议：

1.维持良好的个人、食物及环境卫生。

2.处理食物或进食前及如厕后须洗手。

3.清理呕吐物、粪便及尿片时须戴上手套，并须再次彻底洗净双手。

4.清洁及消毒受污染的物品及表面。

5.学童如出现呕吐或腹泻现象，应尽早求诊，休息和暂停上学。

湿疹孩子冬季三注意

陈戟｜上海儿童医学中心皮肤科副主任医师

进入冬季，天气干燥，孩子皮肤娇嫩，皮肤容易干燥皲裂。特别是湿疹孩子，由于天生皮肤屏障功能有缺陷，皮肤脂类分泌减少，天然保湿因子缺失，就更容易有干性皮肤。

查找过敏源：两种常用检查方法，如皮肤点刺试验和抽血化验。年龄太小的婴儿尚未接触可能的过敏源，还未发生相应的免疫反应，可能会产生假阴性结果。

研究证明，随着孩子长大，对食物致敏症状会逐渐减轻，对吸入性过敏则逐渐增多，因此，建议湿疹孩子半年至一年复查过敏源。

激素治疗：根据国内外的湿疹诊疗指南，目前治疗湿疹的主要药物还是外用激素药膏。激素外用药的强度分为由弱、到中、到强共7个等级。

一般孩子湿疹，给予弱效激素外用，特别是面部、腋下、腹股沟和外生殖器部位。局部严重部位，弱效激素无法控制的可在短时间内外用中效激素，待湿疹缓解后改用弱效激素。

激素外用药可以控制皮肤炎症反应，修复皮肤屏障功能，对湿疹治疗快速有效。中药制剂对湿疹有一定的辅助作用，但是由于起效慢，无法达到激素外用药的效果。抗过敏药可以缓解湿疹的痒感，但是对湿疹、皮疹没有直接的作用，无法取代激素外用药。

所以，湿疹必须用激素外用药治疗，要达到又安全、又有效的治疗效果，必须合理选用弱效为主的药膏，一般建议每天外用2次。好转后可以用“阶梯法”逐渐减量，过渡到每天1次到每周2次。待停用激素外用药后要加强润肤霜全身涂抹，以减少湿疹的复发。

护肤：润肤剂（保湿剂）不仅可以改善肌肤的干燥，减轻瘙痒，而且可以提高皮肤的屏障功能，减少环境因素的刺激，抵挡过敏原侵入皮肤。

家长切记要把皮肤保湿作为每天给湿疹宝宝做的基础护理。建议每天2次给宝宝全身涂抹润肤剂，一次最好在洗完澡擦干身体后，另一次是在早上。

有皮疹的部位可以先按照医嘱使用外用药物，润肤剂可以覆盖在药物上，或等皮疹消退后用润肤剂替代外用药坚持每天涂抹。

建议家长挑选针对过敏性皮肤孩子设计的、无添加剂、无香精的润肤剂，在全身涂抹前可以先在宝宝手腕内侧试用几天，局部皮肤没有发红发痒的就是适合孩子的。

冬日孩子发热，中医专家来支招

李敏 | 北京中医医院儿科主任医师

冬季，很多宝宝发热、咳嗽，家长恨不得“退热、输液、抗生素”三管齐下。如何应对宝宝发热呢？在这里给大家支招。

第一招 把握“关键24小时”

孩子发热，去医院担心交叉感染，不去又怕延误病情。如何是好呢？在这里强调一个“24小时概念”，即：孩子发热前24小时可以在家观察，如果体温低于38.5℃，让孩子多喝水，以利于降温和排毒，做物理降温时不要擦拭前胸、腹部及后颈部，以免引起腹泻等身体不适；如果孩子体温高于38.5℃，就要口服退热药，但别同时用退热贴或凉水擦身等物理降温方法。因为退热药是通过发汗起到退热作用，而上述方法会使孩子因受到冷刺激导致汗毛孔紧闭而不能发汗，失去退热作用。

24小时内，孩子精神状态好，没有腹泻、呕吐等症状，体温相对稳定，就可以继续在家观察。如果孩子高热不退，精神萎靡或出现频繁呕吐、腹痛、腹泻、头痛，就要及时去医院。有热性惊厥史的孩子，退热药不用等到38.5℃才吃，热性惊厥常常发生在发热初期，家长要特别注意观察孩子的精神状态，尤其是孩子眼睛是否凝视和手足是否发硬等。

第二招 “私人定制”中药

宝宝发热一般分病毒性感染或细菌性感染，对于病毒性感冒，“一人一方”的中药不仅能帮助退热，还能针对患儿体质进行治疗。

复诊时，有些家长反映，孩子吃了中药，退热了，大便也通畅了，这就是中药整体调整的作用。如果孩子发热伴有舌苔厚、舌尖红等症状，说明肠胃有积热。中医讲‘肺与大肠相表里’，使用清热解表药的同时加入消食和胃的中药，可通便、退热。如果孩子患了胃肠型感冒，发热伴有呕吐、腹泻等症状，用化湿和胃、祛风解表的中药，能够很快使宝宝恢复健康。阴虚体质的孩子大多舌红少苔、大便干燥，一旦发烧不容易退热，用养阴、清热、解表药，疗效就很好。

孩子用的中药汤剂会加入甜叶菊这样调和味道的药，服用时也可以加一两颗冰糖，一般孩子都能接受。

第三招 不服药，按摩也能退热

按摩也能退热?

小儿退热按摩可不是普通意义上的保健按摩，而是一种治疗手法。它通过刺激穴位达到治疗目的，在选择按摩部位、补法或是消法等手法以及按摩速度时，都要遵循一定的原则。比如，孩子发热伴有大便干燥等症状，查体咽红、舌红，按摩时可选用头面四大法、清天河水、退六腑、平肝清肺，再加上泄热通便的其他穴位及手法，退热的同时帮助通便。如果孩子发热，同时伴有大便稀溏等脾虚症状，按摩时可选择补脾止泻的穴位及手法。做完按摩，大多孩子会出一身汗，此时要让孩子多饮水，穿好衣服，以免受凉。

第四招 养成良好的喂养习惯

很多孩子从幼儿园回来后，习惯和大人一起再吃一顿晚餐，或是延续婴儿期的习惯，睡前喝奶、吃东西，这些都会造成孩子积食内热。

有些家长认为睡前喝奶有助于孩子睡眠，其实不然。孩子在睡眠中还进行着食物的消化，会造成中枢神经系统的兴奋，导致睡眠不安、口中有异味、食欲不振、舌苔厚腻等。积食遇到外部病邪侵袭，孩子就很容易发病。幼儿园下午4点多就让孩子吃晚饭了，距离睡觉还有四五个小时，如果孩子饿了，可以吃点稠粥、蔬菜或酸奶、水果之类。有喝奶习惯的孩子，可以选择睡前2小时喝。

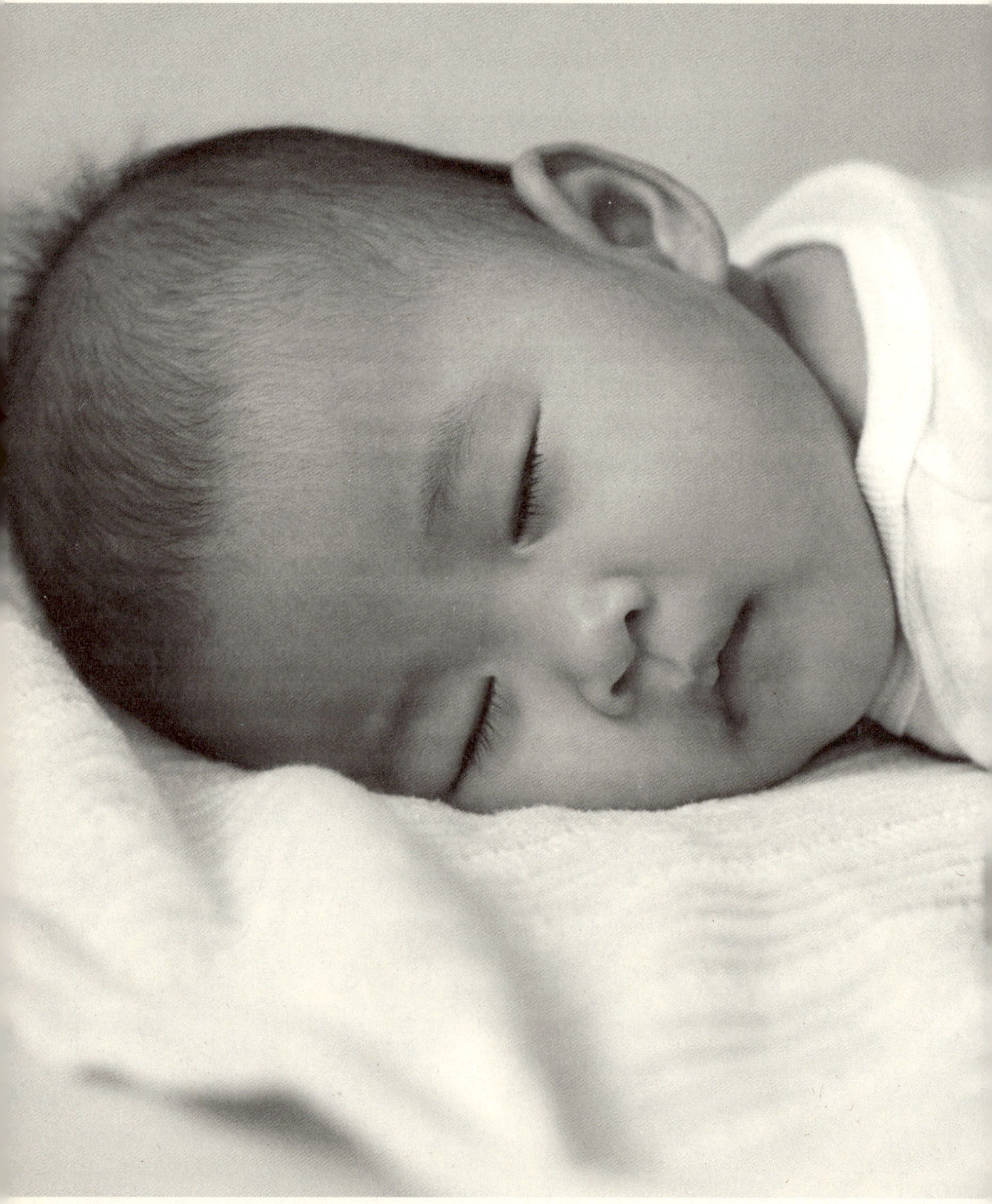

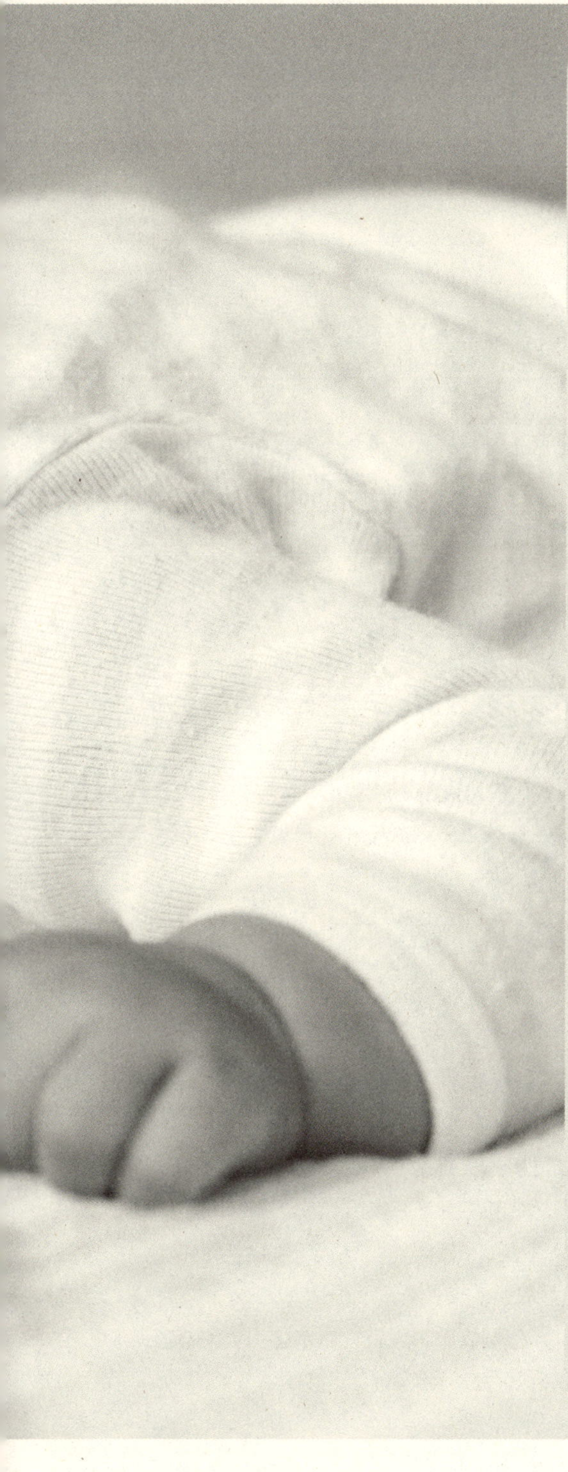

07

第七章

了解宝宝需求，陪宝宝安全健康地长大

爱孩子的正确打开方式——懂得孩子的需要比主观地、一味地给予更重要！科学地掌握孩子的发育规律，科学地喂养和教育孩子，在孩子成长的关键期给孩子更有效的助推力，帮助孩子培养好的习惯，及时改掉坏毛病，从而让孩子健康茁壮地成长。同时，家长也能在教养的过程中体会到孩子成长的快乐！

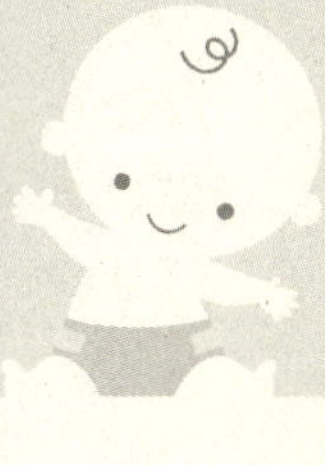

养孩子要慢慢来

添加辅食别早于6个月

周薇｜北京大学第三医院儿科副主任医师

有些妈妈总担心孩子营养不够，所以非常希望能尽早、尽快地给孩子吃各种各样的食物。

世界卫生组织提倡孩子前6个月内纯母乳喂养，这对于预防宝宝食物过敏、补充充足的营养来说才是最好的。如果辅食添加过早，孩子的胃肠功能尚未发育健全，会影响消化吸收，并且会使母乳摄入量迅速降低，得不偿失。对于过敏体质的孩子，过早添加易过敏食物，会造成食物过敏症状的出现，影响生长发育。

建议：对6个月以上的婴儿，可添加些易于消化的米制品，皮肤、大便无异常反应，再循序渐进地添加其他食物，如菜泥，蛋黄等。有过敏家族史和自身过敏史的孩子应坚持母乳喂养，易致过敏的辅食应在8个月以后添加，如鸡蛋、鱼虾等。

半岁内，天热也不必喂水

范瑾｜陆军总医院八一儿童医院主任医师

最近天气热起来，有些妈妈看到孩子总是出汗，担心他们会口渴，时不时地就喂些水给他们喝。

纯母乳喂养的孩子不需要额外喂水。母乳既是奶，又是水，和奶粉不一样，所以用母亲补充足够的水分即可，而且用奶瓶喂水容易让新生儿产生乳头错觉。孩子每次吃奶，先分泌出来的乳汁比较稀薄，叫前奶，就是给孩子解渴的。夏天母乳会自动变稀，水分更多，因此即使很炎热，也不必加水。

建议：如果实在担心孩子口渴，那直接喂母乳就可以了，没有什么水比母乳对孩子来说更安全。在孩子1岁之前，最适合他们的饮料就是白开水。

哄10分钟，胜过摇呀摇

孙春云｜北京回龙观医院主任医师

工作了一天，累得只想睡。于是妈妈们使出浑身解数，如摇晃孩子、喂孩子吃奶等，希望孩子也能快快地入睡。

这样哄孩子入睡当时确实奏效，但也会导致孩子过度依赖你，而且你喂或摇呀摇，即使孩子在你怀里睡着了，但把他放到床上时，也可能会惊醒孩子。先前的努力就会前功尽弃，整个过程又得从头开始。另外，当宝孩子吃完奶睡觉后，奶聚集在嘴里，可能会导致牙齿变色和出现蛀牙。边喝边睡也会增加孩子患耳疾的风险。

建议：睡前可做些简单的例行活动，如唱摇篮曲、讲故事或玩游戏，总之这活动必须简单，10~15分钟为宜。活动结束后离开房间。如果他们还是睡不着，建议让他们找到自娱自乐的方法，比如想想白天发生的一些趣事，给孩子一些让他们自己慢慢睡着的具体策略。

孩子外出别赤脚

吕沛宛｜河南省中医院中医师

要想小儿安，常带三分饥与寒。所以天气一热，妈妈们就赶紧给孩子换上了短裤、背心和凉鞋。

很多家长都习惯根据孩子小手的温度高低来断定他是热还是冷。实际上，虽然孩子的手发热能表明体温偏高，但是小手发凉，却并不意味着孩子冷。小孩的手有点凉是正常现象，所以建议家长依据孩子后颈背的温度来判断他的冷热，如果后颈背发热出汗，那才是说明他过热。

建议：脚离心脏最远，是全身血液循环的末端，是阴气聚集的部位，本身就容易寒，所以要保持脚暖。天气再热，也不要让孩子光着双脚，要给他穿个袜子，以免着凉。

利用好教育的关键期

郑毅｜北京安定医院主任医师、教授

想让孩子真正成功，家长给予的信心很重要。

我曾问一个前来就诊的高中生，印象最深的是什么，他告诉我，“父母对我永远都不满意。”当他发现永远不能让家长满意时，最终选择了放弃，开始贪玩、淘气。这时家长反而开始关注他，满足他各种要求，求他好好学习。家长的否定和要挟性的满足，给孩子的心里留下了抹不去的创伤。

从科学的角度分析，孩子心灵上的创伤会影响大脑结构和功能上的发展。五六岁前，孩子大脑快速生长，因此很脆弱。在大脑发育最快时，若受到创伤或有不良记忆，大脑里的海马区、杏仁体会不同程度地受到损伤，情绪和记忆中枢会出现神经元的衰亡和萎缩。导致成年后这些部位脑体积低于正常人，可能使孩子出现心理问题，特别是这些创伤也许会影响他们终生。因此，要尽量减少这些易造成心理创伤的生活事件。

当然，利用好孩子的关键期，科学地教育引导，会事半功倍，可能对孩子的成功起着决定作用。

儿童发展心理学证实，6岁前，孩子最大的需要是游戏和交友。应该多让孩子从事具有集体行为、有规则的游戏，如扔沙包、攻城、木头人等，让孩子从小就知道有规则、合理竞争，能接受赢与输，并不断从失败中总结经验而走向成功。在青春期这个人生第二个心理关键时期，情商和社会适应远重要于书本知识的学习。家长应把握孩子不同阶段的心理特点，培养出身心健康、全面发展的下一代。

育儿不妨懒一点

戴淑凤｜北京大学第一医院妇产儿童医院教授

印象中，多数妈妈都是勤劳的，孩子饿了会第一时间给他吃，孩子哭了会第一时间哄他，饭菜撒了一地会第一时间清理，玩具掉了也会第一时间捡起来……

时间久了，妈妈可能会有些吃不消，小家伙可真能折腾啊！纵然有甘做孩奴的准备，妈妈也恨不得立马生出个三头六臂来，有时候真想懒洋洋地看着他玩，再不要随时待命般地侍候这个一刻也不停的小家伙了。其实，做个懒妈妈并不代表不是好妈妈，妈妈身子懒点、手懒点、眼睛忽略点、耳朵背点，孩子会更聪明能干。

不插嘴、不唠叨

只要脑子和眼睛不偷懒，妈妈手懒、嘴懒是完全没问题的，不插嘴、不唠叨，能给孩子更多自由空间，让他自己去探索。

孩子的独立生活意识要从小开始培养，独立生活能力是他将来生存和发展的基础，因此，解放孩子的大脑和手脚，给他自我锻炼的机会很重要。妈妈不必将孩子的一切活动都包办，如果孩子吃饭时喜欢用手抓饭吃，就让他用手抓着吃。吃饭时扔勺子玩，也不必每次都迅雷般捡起来还给他。如果他还不会用勺子吃东西，可以切一些小块苹果，让他用勺子练习放到嘴里，过不了多久，宝宝就会体验用勺自己吃东西的快乐了。也不必每次都事必躬亲地将饭直接喂给他，妈妈大可以自己悠闲地用勺子吃自己的，让他跟你学。

解放脑、手，少埋怨

教育孩子最怕的事情是，妈妈什么事情都替宝宝做，但做起来又不心甘情愿，边做还要边埋怨、指责宝宝，不用说培养孩子的独立能力，这样一来，孩子连自信也难以建立。

婴幼儿时期是人生最勇于探索，且不知疲倦的阶段，睁开眼睛就是不停地折腾，在翻箱倒柜、爬上爬下中，认识自己和客观世界的关系，这才是儿童的自我成长。孩子在折腾中强身、益智，在过程中惹点小麻烦或是出点小错误在所难免，妈妈一定要将嘴闭上，孩子在玩耍时不慎打翻了碗、弄坏了玩具，不要抱怨他、斥责他，更不能辱骂他。不仅是妈妈，照料孩子的亲人也要充分相信孩子的能力，多鼓励他真棒、真能干，让孩子在折腾中体验自信和满足，学会自己做事情，在自己动手的过程中发展大脑，开发智慧，学会思考，学会做人。

陪伴孩子不只是时间问题

张思莱｜著名育儿专家

时间质量都到位

大多数家庭父母都在职，妈妈休过了产假就要赶着上班，一些爸爸妈妈不能长时间陪伴孩子，这时更要注重每次陪伴质量得到位。

我常常对女儿和女婿说，尽管孩子平时由我来照顾，但是你们的陪伴比我照料更为重要。正因如此，女儿、女婿即使工作再忙，每天也要抽出1～2小时与自己的孩子在一起，陪伴孩子一起读绘本、讲故事，一起解答功课中的难题，带着孩子玩一些建构游戏，周末带着孩子一起去踢足球、游泳，参观博物馆、海洋馆，看歌剧。因为他们才是养育孩子的第一责任人。

父亲不能缺位

父亲在孩子成长过程中同样是婴儿依恋和游戏的伙伴，对于孩子情绪情感的健康发展同样起着重要的作用。父爱像一座大山，是孩子安全的依靠。当孩子遇到情绪情感的问题时，父亲同样会给孩子进行疏导和化解。

男孩可以学习爸爸的阳刚之气以及宽阔的胸怀。女孩通过爸爸在家中的表现，更加理解男性在家中的作用和社会责任，对于女孩更好认识两性、婚姻生活、维护家庭关系都起到很好的表率作用。现实社会中，爸爸主外居多，因此爸爸的社会交往能力和交往技巧可能更胜一筹，这些都是孩子们学习的榜样。因此爸爸在陪伴孩子成长的过程中，对于孩子积极个性的形成所起到的作用是妈妈所不能替代的。

隔代人不能越位

我国育儿独有的特色就是隔代人帮助养育孙代，而且目前来看短时间内也没法改变。但是不得不承认隔代人带孩子确实有一些弊病，比如有的老年人溺爱孩子，造成孩子独立性差，尤其是少数隔代人在帮助儿女养育孙代人的过程中会越俎代庖，将孙辈当成自己的私有财产，对孙辈在养育过程中出现的问题独断专行。

既然我国的隔代育儿不是短期能解决的问题，那么一方面老人们要把育儿观念稍微改改，避免一些陈旧的育儿方法；另一方面，年轻父母也要对老人多关爱、多孝敬，老人帮忙带孩子是出于对儿女孙辈的爱，要得到年轻父母更多的理解和感恩。年轻父母周末和晚上要主动多陪陪孩子，既增进亲子感情，又减轻年迈父母的负担。

逗娃陋习要改改

弹小鸡鸡

周忠蜀｜中日友好医院儿科主任

调查结果：受访者选出的“最讨厌的逗小孩做法”中弹男孩“小鸡鸡”位居第一，选择比例达31.36%。

这种逗乐方式不但不雅观，还有可能养成孩子自己摆弄小鸡鸡的习惯。

孩子的生殖器和尿道黏膜都比较娇嫩，本身就很容易受到损伤。如果孩子自己或者是成年人手上沾染的病菌侵入到孩子尿道里，还会造成孩子泌尿系统的感染。

遇到此类事件，家长可以找借口带着孩子走开，或者是直接表达自己的意见，相信亲朋好友听到这样的话会比较知趣。如果发现孩子自己经常摸小鸡鸡，也不要训斥他，可以给他一件有趣的玩具，以便引开他的注意力，或是及早地给孩子换掉开裆裤。

蘸点酒喝

周忠蜀｜中日友好医院儿科主任

调查结果：“逗小孩喝酒”排在“最讨厌的逗小孩做法”中的第二位，有19.07%的受访者选择这一项。

聚会饮酒的时候，我们常常会看到孩子的家长，尤其是长辈，很喜欢拿着筷子蘸点儿酒让孩子舔舔。

成人用过的餐具给孩子用这种做法本身就不卫生，存在一定的安全隐患。另外，孩子还没有自主意识，也缺乏自我控制的能力，久之会诱使孩子在未成年时期便养成嗜酒的习惯。孩子的肝脏发育和代谢功能还都不完善，即使是度数较低的酒，含有的酒精也容易淤积在他们体内引起过敏或者中毒等不良反应。严重者还可能出现肝昏迷等重症，影响脑部发育。

举起来抛

周忠蜀｜中日友好医院儿科主任

调查结果：“最常见的逗小孩做法”中的“把孩子举起来抛”比例为10.59%。

男性家长一般都喜欢用这个方式来逗引孩子，而且当发现这个动作会引起孩子咯咯笑时，会重复抛举多次。岂不知这种摇晃动作会使孩子的大脑在颅骨腔内不断晃荡，当未发育成熟的大脑与较硬的颅骨相撞时，就容易造成脑小血管破裂，引发颅内出血。轻者发生脑水肿、癫痫，严重者还可能会导致肢体瘫痪，或出现脑疲劳而死亡。若眼睛里的视网膜受到影响，还会导致弱视或失明。

此外，尽管孩子被接到手时里是欢笑的，但他在空中刹那的恐惧感是客观存在的，长此以往，对孩子的心理健康也会造成一些影响。

捏脸蛋儿或亲脸蛋儿

周忠蜀｜中日友好医院儿科主任

调查结果：受访者选出的“最常见的逗小孩做法”中，排在第二位的是“不熟悉的人亲小孩或者摸小孩的脸”，比例为16.1%。

无论是在小区、公园还是大街上，看到活泼可爱的孩子，人们总是喜欢用手捏捏孩子的脸蛋或摸摸他的小手，或亲亲他的脸蛋以表达对孩子的喜爱。但是这很可能就会使孩子面临细菌性感染或病毒性感染的危险。

因为许多小儿常见传染病，如感染性腹泻、急性呼吸道传染病、肠道寄生虫病、皮肤感染、沙眼等，传染途径通常都和成人或孩子手部的卫生状况有关。所以不但自己不能在未洗手的情况下摸孩子的手、脸，也要尽量避免他人摸孩子。回到家以后，大人孩子都要洗手，减少和密集人群交叉感染的可能性，防止病菌通过手部接触传染。

更爱哪个

肖利军｜陆军总医院附属八一儿童医院心理门诊副主任医师

调查结果：问小孩“爱爸爸还是爱妈妈”排在“最常见的逗小孩做法”第二位，比例为14.83%。

这句话会无意中诱导孩子对父母做出比较，但孩子年龄太小，他的比较也许就是看谁更偏袒他，或者谁更有利用价值。孩子都很聪明，他慢慢就会发现说什么样的话最能博得大人的欢心，久而久之，孩子就失去讲真话的原则，学会投其所好与撒谎。

此外，当孩子随口说一个，得到爸爸或妈妈训斥后，还容易造成心理负担，这些都不利于孩子成长。

不要你了

肖利军｜陆军总医院附属八一儿童医院心理门诊副主任医师

调查结果：对孩子说“妈妈不要你了”，以38.14%的高比例成为受访者选出的最常见的“逗小孩”做法，排“在最讨厌的逗小孩做法”中的第三位，选择比例为18.22%。

婴幼儿的安全感主要源自对家长，尤其是妈妈的依恋。他们在探索外部世界时，有妈妈在就会有一种安全感作为支持。如果妈妈假装遗弃他，他便会觉得最值得信赖的人不要自己了，没有人保护他了，依赖关系遭到破坏，安全感就会顿时消失。这种恐惧会在孩子小小的心灵里面留下强烈的情绪记忆。长此以往，孩子就会变得敏感、多疑、情绪不稳定，很难以与他人建立亲密关系。

不但自己不能这样逗孩子，如果有人对你的孩子开这种玩笑说“你爸爸妈妈不要你了”，也要严肃拒绝，马上向孩子澄清事实。同时给孩子一个紧紧的拥抱，告诉孩子，爸爸妈妈永远都要他、永远都爱他。

让孩子多爬一爬

张劲松｜上海交通大学医学院附属新华医院儿童与青少年保健科主任医师

宝宝会走了，还用学爬吗？专家建议：“爬是不应逾越的，不要忽视婴幼儿的爬行。”

有些孩子在应该爬的年龄因种种原因没有很好爬过，如环境狭小限制了爬、天冷穿得太多爬行不便、家长怕地上冷不让孩子爬、怕孩子被弄脏、怕出危险等，还有很多家长只一味地想让孩子早走而忽视爬行训练，爬一旦错过了关键时期，则很难弥补。

正常的孩子总归是会走、会蹦蹦跳跳的，不会爬也可以走，但没有很好爬过的孩子，在运动中经常显得动作不协调、笨手笨脚，容易磕磕绊绊、走路摔跤，坐无坐相，站无站相，听课时爱左顾右盼。

婴幼儿时期爬得越好，走得也好，学说话也越快，认字和阅读能力越强。爬可促进大脑的发育，因为大脑的发育并不是孤立的，它需要接受并整合来自脑部其他部位（如小脑、脑干）的刺激。爬是婴幼儿从俯卧到直立的一个关键动作，需要全身很多器官的参与，在爬的时候双眼观望，脖子挺起，双肘、双膝支撑，四肢交替运动，身躯扭动，这不仅需要自身器官的良好发育，更需要它们之间的协调运动，这些部位必须配合协调才能向前运动，因此爬对大脑的发育有很大的促进作用。

专家支招

窍门1. 用手撑住孩子的脚心，在孩子前面放上吸引孩子的东西，用亲昵的话和表情鼓励，最初的爬可能不是前进而是向后退，但只要坚持每天练习，一个月左右孩子就能向前爬了。

窍门2. 用一个四面可转动的四轮滑板，让孩子俯卧在滑板上，头颈抬起，与躯干保持一线，用手撑地向前滑行，坚持进行，配合其他的感觉统合训练项目则效果更好。

让孩子玩出好胃口

袁丽娟｜上海市儿童医院主任医师

变化口味、家长带头、威逼利诱，当你尝试各种手段，孩子还是不肯乖乖坐下吃饭时，不妨试试把吃饭变成游戏，让孩子玩出好胃口。

邀请孩子进厨房。孩子天生爱玩厨房的游戏，可就地取材，让孩子直接参与做饭过程。如母亲做饭时，给他一只暂时不用的锅、铲子、塑料碗及一些菜，帮他在厨房门口“另起锅灶”，像模像样地做饭。

如家中包饺子，就把他的小手洗干净，给他一些面团，让他跟母亲一起做。每当这个时候，孩子会特别开心。然后，把他做的饺子一起下锅煮，他吃起也来特别香。其中的乐趣、母子关系的温馨都是塑料厨房玩具无法企及的。

巧用谚语顺口溜。比如“冬吃萝卜，夏吃姜，不劳医生开药方”“一天一苹果，医生不找我”“萝卜白菜各有所爱”“青菜豆腐营养好”“小葱拌豆腐，一清二白”，这些话通俗易懂，也很有童趣，孩子大都爱听。

另外，用小故事启发孩子对食物的兴趣也很实用。例：某某从小喝牛奶，才长得这么高成了冠军；某某动画大王，很喜欢吃鱼才那么聪明有本事。家长赞赏的表情、夸张的语言，常能诱发孩子的食欲。

增大户外活动量。运动量或活动强度不足，消耗少，孩子也会缺乏饥饿感。每天必须给孩子安排一定的运动量，活动后给予适量零食，一是数量，二是时间（进餐前1小时不吃零食）。

若孩子运动后突然饭量减少，家长应考虑是否强度过大，或孩子有胃部不适或情绪问题。妈妈要细心观察，冷静分析，有针对性地解决。

有的孩子确实胃口小，同时孩子在生长发育中也存在阶段性调整，例如，3岁孩子会出现一段时期的胃口较小，属生理性调整。家长不应勉强孩子，否则易使孩子产生逆反心理。

孩子防骗炼成记

陈九屹｜北京市公安局西城分局二级警司

骗术：假装求助

孩子在小区里和小伙伴玩，一位陌生叔叔走过来说，“小朋友，你知道小区出口在哪里吗？”孩子若说知道，骗子往往会顺势说：“你能不能带我去啊？”

锦囊妙计：利用孩子单纯、善良、乐于助人的心态，引诱孩子是现在常见的一种骗术。类似的情形还有让小朋友帮助找丢失的狗、猫等。家长既要保护孩子乐于助人的品格，同时又要避免他们可能受到的伤害，所以要让孩子明确一点原则：我只帮忙指路，但不负责带路。

防骗小儿歌：小白兔，上学校，见生人，有礼貌。不说话，笑一笑，蹦蹦跳跳快走掉。

骗术：巧言引诱

妈妈买菜去了，留孩子一个人在家，这时有人敲门，孩子问谁啊，外面的人说：“我是你妈妈的同事，你开开门，我给你带礼物了。”

锦囊妙计：告诉孩子如果只有一个人在家，只要是陌生人，无论说什么原因要你开门，孩子都不应该把门打开。可以告诉陌生人，只有自己家人回来了才能开门。也可以告诉孩子给妈妈打电话，妈妈同意开门后再开门。

防骗小儿歌：一人在家放暑假，生人敲门不应答。问路送奶查电表，绝不开门我当家。

骗术：尾随跟踪

孩子幼儿园放学了，见妈妈还没来接他，心里想：“反正家离学校也不远，我已经长大了，能自己回家的。”于是一个人走了。这时有个中年男人跟着他走走停停。

锦囊妙计：家长要告诉宝宝，独自回家时，发现有人在后面跟着，一定要想办法甩掉他。可以向人多的地方或者就近可以找到警察的地方快走，也可以假装向别人问路，借机告诉他人有坏人跟着你。

防骗小儿歌：身后有人很可疑，走到马路对面去。要是他又跟过来，拔腿就跑莫迟疑。

♥ 骗术：利诱骗离

孩子和妈妈在商场里走散了，这时一个好心的阿姨走过来，安慰孩子，并对他说：“宝宝别哭了，阿姨带你去找妈妈好不好？”

锦囊妙计：家长要告诉孩子，如果与妈妈走散了，不要哭，应该站在原地等妈妈寻找过来，或者找穿制服的叔叔阿姨，让他们帮助打电话给家长或者找到广播室求助。如果有陌生人要带你去找爸爸妈妈，千万不要跟着走。如果坏人胁迫你跟他走，就向人多的地方跑，并大喊救命，把陌生人吓走，或者引起周围人的注意。

防骗小儿歌：我家有个小花狗，生人接它它不走。摇摇头呀摆摆手，见了妈妈我才走。

有型孩子巧练成

杨勤｜湖北妇幼保健院儿童保健科主任医师

《爸爸去哪儿》《爸爸回来了》等各大卫视的亲子节目都在热播中，节目中漂亮宝宝尤其让人喜欢。年轻家长都想养出像李小鹏女儿奥莉一样的萌娃，有挺拔的鼻梁、好看的身形，但养出健康漂亮的孩子，要有正确的方法。

好看的头型：帮孩子变换睡眠姿势

现在很多妈妈为了孩子有个漂亮的头型，会给宝宝用定型枕，但孩子睡觉时，最重要的是保证孩子的呼吸畅通，而很多定型枕的两侧过高，不利于孩子的呼吸。初生婴儿的脖子较短，缺乏力量，睡眠的时候头通常会向后仰，如果给孩子选择不合适的定型枕，有可能会造成其在睡眠中呼吸不畅。加上孩子的胃是平的，睡眠中还会出现吐奶的状况，因此，不建议家长随意给孩子用定型枕。

孩子睡觉的时候，可以在他的脑袋下面垫两层枕巾，让孩子的身体有一个微微的倾斜角度，就像被妈妈抱在怀里一样。妈妈们还要注意，要时常帮孩子变换睡眠姿势，不仅能让宝宝有个漂亮的头型，也不影响睡眠。

笔直的腿型：开始学步之后多注意

经常有很多家长咨询，说孩子的腿总是弯的，担心将来会变成“O”型腿。遇到这种情况，其实完全不必担心，孩子学步之后自然会直。

新生儿的腿型从在妈妈体内姿势状态变化到孩子大运动逐渐发育，孩子开始学步之后，腿部因承担体重压力会逐渐拉直。

孩子在0～2岁的阶段，腿会呈现两侧对称的膝内翻“O”型腿，2～4岁间则逐渐转变为膝外翻的“X”型腿，4岁之后再逐渐修正为正常腿型。以上变形状况称之为生理性变形，属于孩子生长过程中必经的正常发育现象，妈妈们无须担心。

但是孩子出现不合乎生理年龄的腿型变化，如学步之后依旧是“O”型腿或“X”型腿、走路不稳等，妈妈们就要重视了，要尽早带孩子去医院检查。

♥ 挺拔的鼻梁：别戴不合适的眼镜

“我们两个人的鼻梁都挺高，为什么孩子却是塌鼻梁呢？”这是很多家长的疑问。真相是，孩子的五官发育是有时间性的，通常3~6岁才能定型，因此，孩子鼻子塌很正常。

其实，鼻梁的高低多由遗传基因决定，成长发育中的人为干预没有作用，而且，家长双方的鼻梁都高，也不一定代表宝宝的鼻梁就一定高。因此，鼻梁高低要顺其自然。

现在很多孩子都有视力问题，在此提醒妈妈们，如果孩子需要戴眼镜，一定要咨询专业的眼科和五官科医生，选择适合的眼镜，别让不合适的眼镜伤害孩子的鼻梁。

♥ 挺拔的身材：舞蹈拉伸助肌肉生长

很多家长为了让孩子有一副好身材，会让孩子学习舞蹈、打篮球等。应当鼓励孩子运动，恰当且适量的运动有利于孩子的生长发育，对身形塑造非常有好处。

比如舞蹈中的拉伸动作，可以帮助孩子的肌肉韧带纵向生长，非常适合孩子生长发育。

孩子的运动一定要恰当、适量，寻找适合孩子的运动，防止运动伤害。过度的运动经常会造成孩子受伤，反而影响孩子的生长发育。家长们可以参照体育部门颁布的《国家体育锻炼标准》，或者咨询专业的老师，让孩子正确运动、防止受伤。

搞定“入园综合征”

九月入学，踏进幼儿园的孩子们开始了人生第一课。看着坚强的小身影，妈妈们还没来得及不舍和感慨，一大堆麻烦便接踵而来：一进幼儿园大门就哭闹，刚去没几天就开始感冒咳嗽；集体吃饭吃不饱……面对这些状况百出的“入园综合征”，妈妈准备好了吗？看儿科专家如何支招。

爱哭闹：增加安全感才是本

李荣辉｜北京西苑医院主任医师

一到秋季入学的时候，幼儿园门口经常会有新入园的小朋友抱着爸爸妈妈，两眼泪汪汪，哭得我见犹怜。

孩子会用哭闹的方式抗拒陌生环境，是因为他们恐惧和天生缺乏安全感。作为家长，一定要在孩子入园前做好前期的铺垫工作，让他潜意识里认为上幼儿园就是跟更多的小朋友一起玩。接送孩子的时候可以跟同伴小朋友的父母聊聊天，让孩子觉得这个小朋友跟我爸爸妈妈是认识的，会让他在潜意识里不抗拒，甚至喜欢，增加他们的安全感。同时，孩子入园大都是秋季，气候干燥，容易上火，肝火旺的孩子也会情绪起伏大，可以给宝宝喝点菊花水或者清热的水果。

易生病：小病暂时先休养

闫慧敏｜北京儿童医院中医科主任医师

孩子刚开始上幼儿园的前一两个月，家长们会发现感冒、高热、肠胃炎、皮肤病等这些小毛病纷沓而至。

一般情况下，孩子3岁上幼儿园，这也是孩子身体发育比较快，但体质比较弱的时候。再加上初到幼儿园，从生活环境到饮食结构都发生了变化，每天接触的病菌和细菌都在增加，这时候如果调理不好，加上孩子本身紧张，就很容易造成抵抗力下降。

如果孩子总闹小毛病，家长可以从心理方面给予疏通，鼓励孩子主动熟悉陌生环境。如果幼儿园有小朋友出现流鼻涕、舌苔厚等症状，可以让孩子暂时不要去幼儿园，同时多给孩子喝水。

吃不好：规律饮食成习惯

闫慧敏｜北京儿童医院中医科主任医师

很多刚刚经历孩子上幼儿园的爸爸妈妈最担心的就是孩子在幼儿园吃不饱，也有一些孩子因为幼儿园的饭菜不合胃口就不爱吃，没有人喂就不愿吃，且挑食、厌食。

刚进幼儿园的孩子不适应，吃饭喝水都跟不上。但是回到家就撒欢地吃啊喝啊，这种情况是最忌讳的。

家长应该鼓励孩子自己动手吃饭，提前学会使用筷子、勺子，避免孩子因为不会自己动手而挨饿。同时，妈妈还应该加强和幼儿园老师的沟通，问问孩子在幼儿园的吃饭表现，如果吃得不好就慢慢培养他的独立能力，吃得好的话回家后就不要再给孩子过度饮食，要适应孩子的消化需要，可以给孩子喝点红豆薏仁汤、西瓜汁等。总之，因为幼儿园的饮食一般都是比较规律的科学配方，家长可以按照幼儿园的习惯给孩子定时定量、规律饮食，使孩子的肠胃慢慢适应幼儿园的生活。

情绪低：交流引导很必要

李荣辉｜北京西苑医院主任医师

很多爸爸妈妈都有这样的感受，孩子刚开始去幼儿园时不怎么爱说话，甚至没以前活泼好动。

从单一的环境到有很多小朋友的陌生环境，从不知道分享到和很多小朋友玩同一个玩具，多多少少会影响到孩子的情绪。家长一定要起到调节孩子情绪的作用，譬如在入院前带孩子去幼儿园转转，告诉他，其实上幼儿园是每个人都要经历的事情，有很多小朋友在一起玩。而且，周末或者有空的时候可以带着宝宝跟小区的孩子一块玩，有意识地培养他与人交流。另外，家长要加强和幼儿园老师的交流，及时了解孩子的情绪变化并及时调整。

自理差：培养自理需提前

杨勤｜湖北妇幼保健院儿童保健科主任医师

有些家长常抱怨孩子因尿裤子而受凉、被散开的鞋带绊倒摔伤额头等都是常有的事。

孩子刚去上幼儿园，总会有一些令人哭笑不得的闹剧，归根结底还是孩子的自理能力太差。作为家长，一定要在孩子上幼儿园前就适当给予锻炼，比如鼓励孩子自己拿筷子吃饭，跟孩子一起学着穿衣服，最主要的是教会他自己上厕所。因为幼儿园的小朋友很多，而老师只有那么几个，通常情况下老师不能做到面面俱到，这就要求家长在入园前就培养好孩子的独立性和自理能力。

孩子3岁后就该分房睡

杨勤｜湖北妇幼保健院儿童保健科主任医师

孩子独立睡觉，可以说是精神上的断奶，家长要坚持循循善诱的原则。专家指出，孩子3岁后就可考虑分房睡，太早太晚都不利于孩子身心健康。

什么时候跟孩子分房睡要看孩子的心理年龄、胆量、独立性、对父母的依赖程度以及家庭环境等综合因素。太早或太晚都不利于孩子的身心健康，通常3~5岁是比较合适的时间。不到3岁的孩子，由于还没有完全独立的生存能力，分房睡会让他感觉没有安全感，进而可能使孩子长大后缺乏信任感，对别人疑心重。

如果太晚跟孩子分房间睡，对孩子性心理会有很大影响。孩子对性没有概念，和孩子一起睡，家长稍不注意就会对孩子的性心理产生影响。有些孩子不小心看到家长夫妻生活，甚至会认为那是爸爸在欺负妈妈，产生对性的错误认识。

孩子跟父母分房睡是一个循序渐进的过程，不能操之过急。家长可以先从分床睡开始，逐步过渡到分房睡。如果孩子到了一定的年龄，依赖父母而不肯分房睡，家长既不能觉得无所谓，也不应该强硬要求孩子单独睡；而是要多与孩子沟通交流，鼓励孩子独立，消除他们可能存在的恐惧、过度依赖等心理问题。

妈妈可以让孩子选择自己喜欢的床上用品，如钟爱的小枕头、小玩偶等，给孩子营造安全舒适的睡眠环境。刚开始跟孩子分房睡时，家长一定要在睡前陪伴孩子、安慰孩子。睡前可以给孩子讲讲儿童故事或一起看书，让孩子做好睡前准备，临睡前让孩子排空小便，尽量不起夜。一些胆小的孩子，家长可以采用前半夜陪伴睡，等孩子睡熟之后再离开，帮孩子逐渐过渡。

孩子洗澡那些事

郑桂香｜北京同仁医院妇产科总护士长

给孩子洗澡并不是拿盆水，把孩子放里面涮涮那么简单，特别是到了冬季，掌握一些必要的科学洗澡知识，对于孩子抵御皮肤干燥和过敏非常有帮助。

婴幼儿的皮肤屏障前3年一直处于不断发育中，皮肤缺乏足够的天然保湿因子，皮肤屏障功能也很脆弱，需要特别注意清洁和保湿护理。秋冬季，寒冷、干燥和大风会让宝宝的肌肤加速水分流失，造成皮肤痒、肌肤粗糙干燥、红脸蛋、皮肤皲裂、皮屑等问题。中国疾控中心调查结果显示，门诊40%的孩子基本上都会被湿疹或皮肤干燥困扰。

结合新生儿的皮肤特性，家长掌握正确的沐浴方法非常重要。仅使用清水沐浴只能清除皮肤表面大约65%的油脂和污垢，而温和的沐浴露会使皮肤表面上的油脂、污垢和微生物乳化，因而可以有效地起到清洁皮肤的作用。很多家长会担心沐浴露对孩子皮肤有刺激，但我们临床实验用出生14天和28天的宝宝都用沐浴露和清水来对照，结果发现他们的皮肤健康问题没有什么差异。

建议新妈妈们在选择婴儿沐浴露时可以注意这四个方面，第一看pH，一定是中性或弱酸性的，因为洗澡水在5.5~7.0这个区间，对婴儿天然酸性的皮肤表面保护最强。研究发现，婴儿沐浴露还可以把硬水变成柔质水，pH基本在5.5~6.7。第二闻香味，如果这个沐浴露很香，说明加了不少添加剂或香料，不能选购。第三是一定要无泪配方的，可以保护孩子的眼睛。

最后，建议选择含燕麦、蜂蜜、芦荟精华成分的婴儿沐浴露，更有助于锁住皮肤深层水分。

选好了沐浴露，还得知道怎么个洗法。正确的做法应该是，先把沐浴露放到水里，和水充分和匀了再让孩子进去洗。为什么？别忘了刚才说过，沐浴露可以改善水质。

相关提示

需要提醒广大家长，宝宝每次洗完澡的洗澡水一定要及时倾倒。有的家长可能是临时接了个电话忘记倒了，也有的是为了节约水用来冲马桶用。结果就发生过1~2岁的宝宝不慎跌入澡盆造成呛溺的意外情况，危及生命安全。

让人烦恼的小毛病

白燕｜武汉协和医院儿科副教授

每个孩子都是一个小怪物，说怪话、做怪事，还有怪毛病，抠鼻孔、揪“小鸡鸡”、半夜练翻滚……面对这些小毛病，除了无奈和担心，家长应该怎么办？

抠鼻孔、玩鼻涕

我家孩子两岁多，最近总喜欢用手指抠鼻孔，而且还玩鼻涕，搓呀搓的，好像在“研究”什么怪东西。有时在外面也玩，好尴尬，怎么办？

解释：有的孩子抠鼻孔，是他们探索自己身体的一种方式。而有的孩子，则可能存在过敏性疾病，通过抠鼻孔来缓解鼻部的不适感。如果孩子常抠鼻孔，特别是伴有流清鼻涕、反复咳嗽、打喷嚏等情况，在排除普通感冒的情况下，需警惕过敏，及时带他去儿科就诊，及早预防处理，以免发展为过敏性鼻炎，甚至哮喘。

如果排除过敏因素，仅仅是孩子的一种习惯，妈妈们应正确引导孩子，教会孩子使用纸巾擦鼻孔，并为孩子准备儿童用的纸巾。

半夜翻啊翻

我家孩子1岁了，前半夜睡得好好的，后半夜就开始翻滚，闭着眼睛翻呀翻，从床头滚到床尾，然后“咚”地掉下床了，好像很烦躁一样。

解释：在排除冷、热、饿等原因后，孩子的症状可能是缺钙引起的，孩子缺钙会有神经兴奋性增高的表现，如夜惊、夜啼、盗汗等。

秋冬季节，宝宝户外活动少、日照不足，能帮钙吸收的维生素D合成不足，就易缺钙。鱼肝油、动物肝脏、蛋黄都富含维生素D，但摄入的维生素D须在阳光的帮助下活化才能发挥作用，因此，应让孩子每天暴露面部和手臂户外活动2小时。需注意的是，隔着玻璃晒太阳没用。

另外，睡大床的宝宝可能会翻得更厉害，可尝试挡一下，让他找到边界，但应避免用柔软的被褥挡，以免发生窒息，可尝试改睡小床。

爱扯“小鸡鸡”

儿子几个月大时就开始有这个小毛病，特别爱扯自己的“小鸡鸡”，尤其是闲着无聊时，比如坐在推车上、喝奶时，每次提醒他，他就咯咯笑。

解释：妈妈们经常反映说孩子爱抓“小鸡鸡”，甚至因频繁抓弄造成“小鸡鸡”局部发红、感染、排尿困难。针对孩子的这一不良习惯，首先，家人应避免拿宝宝的“小鸡鸡”逗笑，当孩子有这个动作时，不要笑，也不要批评，尽量弱化。另外，多带孩子参活动游戏，转移他的注意力。

孩子到了能控制尿便的年岁，应及早停穿开裆裤，这不仅利于保护幼儿生殖器健康，也减少了周围人逗弄孩子“小鸡鸡”的机会。如果孩子因抓弄“小鸡鸡”造成发炎、感染，则应及时就医，并耐心与孩子沟通，尽早纠正不良习惯。

别把娃养成小无赖

孙清廉｜四川林业医院儿内科主任医师

家长、孩子要平等。有些父母以“家长”的身份发号施令，儿女除了服从，没有别的选择，也没有发表意见的权利和机会。这样的做法严重遏制了孩子好问、好学、好动、好思考的求知天性，实际上是在毁灭孩子。我们应该平等地对待孩子，特别要尊重他们的人格，把他们视为家庭的一员。当孩子问问题的时候，不要总是敷衍了事；当和孩子有分歧的时候，多倾听孩子的想法，而不要一味地否定和强制说教。

溺爱易成“软孩子”。教育的另一个极端就是过分溺爱，会使孩子失去磨砺坚强品质的机会。这样的孩子，轻者成年之后不能吃苦，意志薄弱，经不起任何挫折，独立生活困难，人际关系紧张，遇到问题束手无策；严重者则可能有各种不良性格特征，甚至容易走上犯罪道路。有些路，必须让孩子自己走；有些坎，也必须让孩子自己过。作为家长，永远不能替代，只能在旁引导和帮助。

有错要提，别放养。出现这种情况，一是家长忙，顾不了那么多；另一种情况则是家长因对孩子大失所望而采取的一种无可奈何的消极方法。不管哪种原因，这都是错误的，因为孩子的健康成长，不仅仅是吃饱穿暖，更重要的是心理与人格的全方面健康发展。孩子有错，不是不提，而是采取合适的方式提。耐心的讲道理比冰冷的大声呵斥更有用。

棍棒未必出天才。其实棍棒是代替不了“教鞭”的，家长经常打骂孩子，往往会对孩子造成不可弥补的严重后果，很容易使孩子出现说谎、懦弱、孤独、固执、粗暴、怪僻、喜怒无常等不良的心理偏差。家长不能打出天才，却能用爱教育出天才。

成绩好不是一切好。只关注孩子的成绩也非常错误的，因为一美是遮不了百丑的。学习好只是将来成才的一个方面，更重要的是还必须有一个健康的心理，有高尚的情操，有很强的社会适应能力，才能真正成为一个才德兼备的英才，而这些需要后天的用心培养。

孩子暴脾气，父母先反思

汪毅｜北京回龙观医院精神科副主任医师

孩子有时会无缘无故地暴怒，不少家长对此很棘手，也非常担心。其实孩子偶尔脾气爆发，尤其是对两三岁孩子来说是很正常的，家长不用过分担心，也不需要因此产生心理负担。只有当孩子持续存在非常严重的暴怒情绪才是异常的，需尽快处理。

孩子产生暴怒的直接原因往往是家长过度关注，或者家长不一致的管教在无意中对孩子的暴怒造成了强化。这常常是因为家长本身存在问题或家长的关系不好导致的。

养育者善意但坚定、一致的限制手段对于处理孩子暴怒通常是有效的。家长首先需要观察了解孩子在什么情况下发生暴怒、什么情况下暴怒缓解，根据具体情况商量好一致的解决方法，在家庭中采取一致的管理模式，才能使孩子的暴怒尽快解决。若因家长关系不好导致，则需要尽快调整好夫妻关系，减少孩子暴怒的发生。

孩子注意力差，爸妈这样抓

朱冬生｜广东省妇幼保健院儿童保健科主任医师

在儿童保健心理专科门诊，有时会遇到一些家长问起：孩子什么玩具都玩不久，看书、画画、做手工持续的时间也很短。还有一些大一点孩子的家长则反映孩子在学校上课老“走神”，在家做作业也磨磨蹭蹭、粗心大意。孩子干啥都是“三分钟热度”，这可愁坏了家长们。其实，出现这些现象，多数都是跟孩子的注意力是否集中、是否专注有关。

注意力是一个人精神活动的指向和集中。一般来说，孩子的注意力都是从“无意注意”向“有意注意”慢慢发展的。无意注意就是不自觉地注意，孩子非常容易被那些颜色鲜艳、形象生动、新奇多变的事物所吸引，但这种注意稳定性较差，持续的时间较短。随着年龄的增长，大脑功能不断完善，慢慢就会发展为有意注意。

而有意注意，就是人们口头上所说的专注力。通过专注力，我们可以在大脑里对信息进行有意识的处理，最终转化为属于自己的学习成果。专注力如何，在一定程度上影响着孩子日后的学习能力。而这种专注力，其实可以通过后天培养而获得。

刺激培养：颜色、声音吸引注意

刚刚出生的孩子，注意力几乎都是无意注意，但他们能够被距离眼睛20厘米左右的色彩鲜艳（如红色）、有强烈黑白对比的颜色深深吸引，因此，家长可以拿红球或黑白相间的几何图案、人物头像等举到距离孩子脸上方20厘米左右处，摇动红球吸引孩子注意，然后将球从孩子头的一侧向中央，再向头的另一侧（180°）慢慢移动，来吸引孩子的追视，培养其注意力。

或者家长们准备一些能够发声的小玩具，比如摇铃，开始时让孩子用手去摸一摸感受一下，然后握着他们的小手一起轻轻挥动，这样不仅能充分发展孩子的眼手协调能力，还能增强孩子的注意力。

❤ 耐心培养：亲子多互动

到了幼儿期的孩子，家长就要着重培养孩子对于某件事长时间的注意力了。时间持续越长，稳定性越好，对该事物也就越关注，这对培养孩子的耐心、逐渐延长以后的学习时间具有重要的意义。游戏中的亲子互动，能够提升孩子对这件事的兴趣，当他感兴趣了，玩得也就会更久一些。比如，在讲故事时，可以适当增加一些提问，以让他在听的过程中可以更专注。

❤ 减少干扰：做作业别开电视

干扰物太多就容易分散人的注意力，让人很难集中精神做某一件事，如，玩玩具的时候，如果一次性摆上一堆的玩具，这样孩子可能只是每个玩具都摸一会儿，但玩的时间都不久；或者是在写作业时，旁边还开着电视或有其他干扰，这些干扰容易分散孩子的注意力，让孩子没法集中精神高效地完成作业，即使完成了，也可能会出现很多错误。

家长要尽量减少这些干扰物，让孩子能将注意力放在其中一点上，尽可能让他的注意力持久一些，但需要提醒注意的是，人在有意注意时，大脑是处于一种紧张状态的，时间长了就会感到疲惫。所以让孩子专注某一方面的时间不宜太长，也要注意适当休息，劳逸结合，否则，可能会适得其反。

❤ 养成习惯：固定时间只做一件事

对于那些已经上学的孩子，家长们可以让孩子养成固定时间学习的好习惯，并且尽量在这个时间段给他们腾出一个安静的学习空间。

经过一段时间反复强化后，慢慢地，孩子就会在那个时间段自动进入到学习状态中，从而养成一种自然而然的专注习惯。

家长问答

多动症的帽子别乱扣

涵涵妈妈：涵涵今年5岁，在幼儿园很调皮、经常闯祸，老师有时候也拿他没办法。这是不是就是多动症啊？

南京儿童医院儿童保健科医生吴丹丹说，好动的孩子可不一定就是多动症，家长可别乱给孩子扣这个帽子。有些孩子先天就是比较好动，精力旺盛，充满创造力，但这些孩子表现出的好动症状只是在家里调皮捣蛋，且并不比绝大多数同龄人严重，持续时间未满6个月，也不影响孩子上幼儿园等社会功能的发挥，没有生理上的疾病，那就不是多动症。

俊俊妈妈：一般的调皮不是多动症，真正的多动症有哪些症状呢？

南京儿童医院儿童保健科医生吴丹丹说，儿童多动症又称注意力缺陷多动症，是一种器质性障碍疾病，有两大主要症状，即注意障碍或伴有活动过度，可伴有行为冲动和学习困难。该病通常起病于6岁前，学龄期症状明显，随年龄增大逐渐好转，但是部分病例可延续到成年。

真正患有多动症的孩子，学不进去，也玩不好，成绩变差，没办法长时间集中于一件事情上（不包括长时间看电视、打游戏）。孩子会变得没有自信心，情绪暴躁、焦虑，甚至染上网瘾等。

孩子逆反要软处理

董志巧｜河南省中医院儿科副主任、主任医师

情景1：妈妈对刚起床的孩子说："快！刷牙、洗脸，我们要去幼儿园了！"孩子答："我为什么每天都要听你的？"

情景2：妈妈让孩子穿裤子。孩子答："这条不好看，我要换一条！"

情景3："把你的玩具收拾好！"孩子答："为什么每天都要我收拾？"

相信这样的情景会经常出现，大部分孩子在上幼儿园期间会有一段反抗期。

很多家长都很担心，这么小就管不了，长大怎么办？其实，家长大可不必担心，应该高兴，孩子成长了！此时，最忌武断地去命令孩子，孩子需要爸爸妈妈和他细细地把道理讲清楚，只要对他说清楚为什么要这样做，他就会听话。下面给家长推荐两个小妙招。

1.把自主权给孩子。让孩子自己选择，他更容易接受。比如，我会问孩子："刷牙、洗脸、洗脚，你先做哪一个呀？"他会高高兴兴地选择先刷牙或先洗脚。吃完饭，可以问先洗碗还是先洗盘子。

2.温和地坚持。好习惯要从小培养，比如看动画片，说好看一集，但他非要看两集，可以告诉他："如果你非常想看两集也可以，但是你明天就不能再看了，因为明天的一集你今天都看完了。"到了第二天，他还要看，可以温和地对他说不能看了，并仔细地说明为什么。如此，孩子感到家长是在和他讲道理，并不是指责，可以让他明白答应了别人就要兑现。

附录

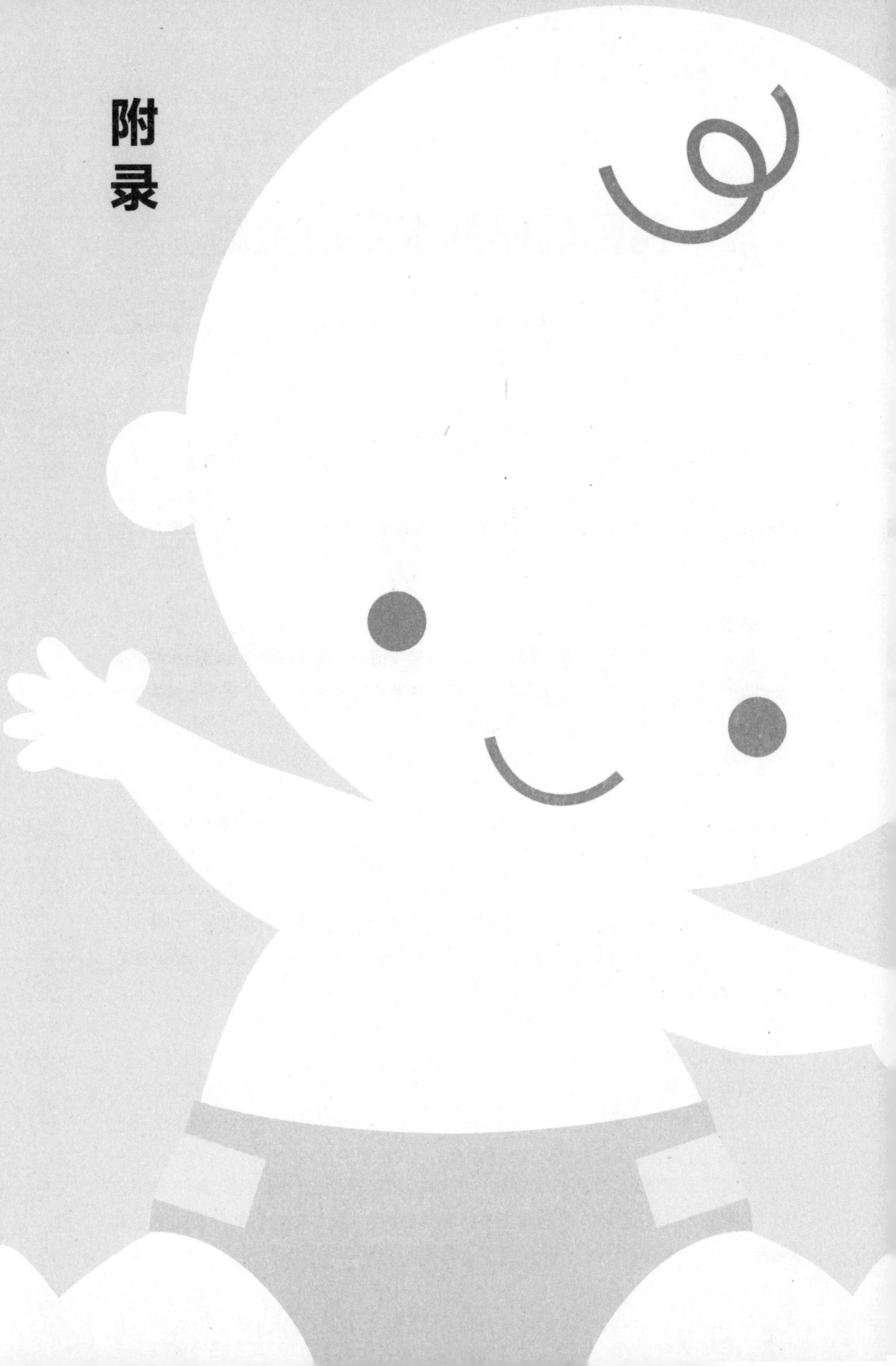

药师妈妈的家用百宝箱

杨梅｜北京朝阳医院门诊药师

记忆中，无论头痛脑热还是磕磕碰碰，妈妈总能从家庭药箱里拿出各种东西对付各种小状况。如今我也成了妈妈，每日的工作还与这些红红绿绿的药品打交道，慢慢地，我家也变出这么一个“百宝箱”，分享给家有儿女的妈妈们，希望可以对你们有帮助。

必备退热药/贴

6岁以下的儿童常常出现发热的症状，妈妈备有退热药是必需的。安全的退热药要数对乙酰氨基酚和布洛芬，这在美国和欧洲都是被推荐的安全用药。市场上现有混悬液和混悬滴剂两种剂型，商品名叫泰诺林和美林，包装内附有量器，使用起来方便。剂型不同，药物的浓度也不同，因此家长要根据孩子的千克体重再用药。

要注意的是，这两种退热药24小时之内不可以使用超过4次，若孩子高热不退，可以泰诺林和美林交替用，可减少每种药物24小时内使用的次数，减少两种药物的副作用。同时，因为都是糖浆类药物，开封后有效期即缩短为1个月，即使用不完也要丢掉。

孩子发热不超过38.5℃时，上述药物是用不到的，只用物理降温就行。小小一片退热贴，贴在额头上持续8小时降温护理，孩子也比较配合。超市、药店、便利店都能买到，有0~2岁装、2岁以上装，常温放置在药箱中即可。

常备止泻药

腹泻是宝宝常见的小毛病，口服补液盐（ORS）是WHO和联合国儿童基金会推荐的腹泻首先用药，目前市场上有口服补液盐II和口服补液盐III，后者在前者的基础上改进了配方，更适合婴幼儿预防脱水的治疗。

蒙脱石散也是幼儿常用腹泻药物，而且孕妇和哺乳期妇女也可安全服用。商品名叫“思密达”，草莓口味，急性腹泻时首剂加倍服用。提醒家长注意，该药与其他药物合用时，应该间隔1小时，不可同服，以免影响其他药物的疗效。

应备外伤消毒药和烫伤药

孩子跌倒、烫伤是常事，由于婴幼儿的皮肤娇嫩，血管丰富，一般不用刺激性强的碘酒和酒精，这里推荐碘伏棉棒单支装，比较适合皮肤小面积擦伤处理，使用时独立包装不影响保存期限。孩子一般的磕磕碰碰不用口服抗生素，做好皮肤表面清创处理，家里储备一些医用无菌纱布方、创可贴就行了。

对付烫伤、晒伤和蚊虫叮咬则推荐曼秀雷敦的复方薄荷脑软膏。但是，因为里面含有3%的水杨酸甲酯，较小的婴儿不宜长期涂用，应急时使用即可。

药师妈妈的旅行必备药

冀连梅｜北京和睦家康复医院药房主任

暑假马上要到了，很多家长会选择带孩子出去游玩度假。旅游备药，一方面能缓解孩子的不适，另一方面能避免耽误行程，让出行更顺利。因此我常常推荐家长们选备下面这些安全又便宜的常用非处方药，以备不时之需。

发热必备药品：对乙酰氨基酚、布洛芬滴剂/混悬剂、体温计、儿童喂药量器

旅途中，天气多变，孩子出现感冒发热的情况在所难免，退热药是必备的药品之首。由于初到一个旅游地点不是很熟悉环境，随身携带退热药可应急。建议家长携带对乙酰氨基酚或布洛芬滴剂/混悬剂。提醒大家还要记得带上体温计和儿童喂药量器，一旦发热症状严重，要及时在当地就医。

腹泻必备药品：口服补液盐、益生菌

旅途疲劳，换水换环境、饮食不规律或在海边吃太多海鲜，孩子抵抗力弱就很容易腹泻。这类腹泻通常不用抗生素，只要及时补充丢失的水分、电解质和益生菌即可，因此家长应备上口服补液盐和益生菌。口服补液盐Ⅲ可按说明书服用，而口服补液盐Ⅱ的渗透压有点高，服用时常规需要稀释1.5倍。喂补液盐的时候，要遵循少量多次的原则，最好每2~3分钟一次，每次5~15毫升。

外用必备药品：红霉素眼药膏、10毫升小包装的生理盐水、无菌碘伏棉签、透气创可贴、纱布

孩子眼睛有黄色分泌物，怀疑细菌感染，或者鼻腔内干涩溃破、皮肤上有流黄水的小脓疱，都可涂抹红霉素眼药膏。游泳、泡温泉或异物入眼后；皮肤上有小伤口需要冲洗时，都可使用小包装生理盐水。手脚意外磕破，用无菌碘伏棉签消毒，之后再用透气创可贴或者纱布包裹。

止痒必备药品：炉甘石洗剂、薄荷膏、驱蚊液

炉甘石洗剂适用于任何年龄孩子生痱子以及被蚊虫叮咬后的止痒。2岁以上的孩子被蚊虫叮咬后，可以少量涂抹薄荷膏来缓解瘙痒。驱蚊液只需出门时涂，先喷到大人手上，再均匀涂抹到孩子身上，避免喷到孩子口、眼、鼻、耳。驱蚊液作用时间比较长，通常不需要补涂，返回室内要及时用皂液清洗掉驱蚊液。

防晒必备药品：儿童专用防晒霜

6月龄以上的孩子就可以使用防晒霜，但建议使用孩子专用的防晒霜。防晒霜记得出门前30分钟涂，每2小时补涂一次，涂抹之前先给孩子涂上一层润肤露。